D1727858

🌳 Thieme

Normalwerte in Wachstum und Entwicklung

Die Basis für Diagnostik und Therapie

G. Ulrich Exner

2., vollständig überarbeitete
und aktualisierte Auflage

187 Abbildungen
29 Tabellen

Georg Thieme Verlag
Stuttgart · New York

Anschrift des Verfassers

Professor Dr. med. Gerhard Ulrich Exner
Ltd. Arzt der Abteilungen Kinder-
orthopädie und Tumororthopädie
Orthopädische Universitätsklinik Balgrist
Forchstraße 340
CH-8008 Zürich

*Bibliographische Information
der Deutschen Bibliothek*

Die Deutsche Bibliothek verzeichnet diese
Publikation in der Deutschen Nationalbib-
liographie; detaillierte bibliographische
Daten sind im Internet über
http://dnb.ddb.de abrufbar.

1. Auflage 1990

Wichtiger Hinweis: Wie jede Wissen-
schaft ist die Medizin ständigen Entwicklungen unterworfen. Forschung und klinische Erfahrung erweitern unsere Erkennt-
nisse, insbesondere was Behandlung und
medikamentöse Therapie anbelangt. Soweit in diesem Werk eine Dosierung oder
eine Applikation erwähnt wird, darf der
Leser zwar darauf vertrauen, dass Autoren,
Herausgeber und Verlag große Sorgfalt darauf verwandt haben, dass diese Angabe
**dem Wissensstand bei Fertigstellung des
Werkes** entspricht.
Für Angaben über Dosierungsanweisungen
und Applikationsformen kann vom Verlag
jedoch keine Gewähr übernommen werden. **Jeder Benutzer ist angehalten,** durch
sorgfältige Prüfung der Beipackzettel der
verwendeten Präparate und gegebenenfalls nach Konsultation eines Spezialisten
festzustellen, ob die dort gegebene Emp-
fehlung für Dosierungen oder die Beachtung von Kontraindikationen gegenüber
der Angabe in diesem Buch abweicht. Eine
solche Prüfung ist besonders wichtig bei
selten verwendeten Präparaten oder sol-
chen, die neu auf den Markt gebracht worden sind. **Jede Dosierung oder Applikation erfolgt auf eigene Gefahr des Benut-
zers.** Autoren und Verlag appellieren an jeden Benutzer, ihm etwa auffallende Ungenauigkeiten dem Verlag mitzuteilen.

® 2003 Georg Thieme Verlag
Rüdigerstraße 14
D-70469 Stuttgart
Telefon: + 49 (07 11) 89 31-0
Unsere Homepage: http://www.thieme.de

Printed in Germany

Zeichnungen: Joachim Hormann, Stuttgart
Umschlaggestaltung: Thieme Verlags-
gruppe
Umschlaggrafik: Martina Berge, Erbach
Satz: Firma Primustype Hurler,
D-73274 Notzingen
Druck: Druckerei Westermann, Zwickau

ISBN 3-13-746302-5   2 3 4 5 6

Der kleinen MaJa

Vorwort zur 2. Auflage

Wachstum ist Vermehrung und Vergrößerung, Entwicklung ist Differenzierung, Entfaltung und Reifung. Diese Prozesse kennzeichnen die Kindheit und sind der rote Faden für jeden, der sich mit Kindern befasst und sie auf dem Weg zum mündigen Erwachsenen begleitet.

Krankheiten oder Verletzungen des Kindes müssen immer unter den Gesichtspunkten von Wachstum und Entwicklung und ihren möglichen Wechselwirkungen betrachtet werden. Finden sich Abweichungen von der Norm, stellt sich die Frage, ob Eingriffe in Wachstum und Entwicklung möglich sind und wann sie vorgenommen werden sollen. Aufgrund der großen biologischen Variabilität ist es oft schwierig, Normales von Abnormem zu differenzieren. Die Daten dieses Buches liefern das Handwerkszeug, Abweichungen von der Norm zu erkennen sowie zu definieren, und damit die Grundlage für Eingriffe zu ihrer Lenkung und Korrektur.

In der neuen Auflage dieses Buches wurde eine Vielzahl seit der 1. Auflage neu gewonnener Daten aufgenommen und das vorhandene Datenmaterial überarbeitet sowie mit neuen Abbildungen versehen. Anregungen der Leserschaft wurde damit Rechnung getragen, dass die Bedeutung verschiedener Parameter noch eingehender beschrieben wird und die Kapitel anatomisch von kranial nach kaudal geordnet wurden.

Ich danke dem Georg Thieme Verlag, dass er mit der erweiterten Neuauflage die Bedeutung dieses Buches weiterhin unterstützt und damit für die Entwicklung unserer Kinder einen Beitrag leistet.

Zürich, im Sommer 2003

G. U. Exner

Vorwort zur 1. Auflage

Für die Beurteilung des kindlichen Bewegungsapparates ist die Kenntnis der normalen Entwicklung von großer Wichtigkeit. Die Vielfalt der Funktionseinheiten und ihre beträchtliche biologische Variabilität erschweren die quantitative Erfassung des Normalen und die sichere Abgrenzung gegenüber dem Pathologischen.

Für den Arzt steht die langjährige Beobachtung vieler gesunder Kinder bei der Erfassung des Normalen an vorderster Stelle. Darüber hinaus ist eine mögliche Quantifizierung anzustreben, die eine Vermittlung von Informationen sowie die kritische Analyse von Daten erlaubt.

Ziel dieses Buches ist es, die Bedeutung der normalen Entwicklung des kindlichen Bewegungsapparates für orthopädische Fragen herzustellen und die bisher an unterschiedlichster Stelle publizierten Normalwerte zugänglich zu machen.

Die Daten wurden gesammelt während der Arbeit des Verfassers in dem muskelphysiologischen Arbeitskreis von Professor D. Pette, Universität Konstanz, dem endokrinologischen Arbeitskreis von Professor A. Prader, Universitätskinderspital Zürich und der Tätigkeit an der Orthopädischen Universitätsklinik Balgrist Zürich bei Professor A. Schreiber.

Meinem Vater verdanke ich die aus seiner persönlichen Sammlung stammenden Handröntgenbilder, alle übrigen Röntgenbilder dem Archiv der Klinik Balgrist.

Dem Thieme Verlag bin ich für seine großzügige Unterstützung dankbar. Herr Dr. h. c. Hauff hat seinerzeit die Pläne für dieses Buch außerordentlich positiv aufgenommen und mit seinem Interesse die rasche Fertigstellung des Manuskripts ermöglicht. Frau Dr. G. Volkert hat durch Vermittlung der einheitlichen Ausführung von Abbildungen, Grafiken und Tabellen sowie die Förderung des raschen Erscheinens ganz entscheidend zum Entstehen dieses Buches beigetragen, wofür ich ihr ebenfalls ganz besonderen Dank sagen möchte.

Zürich, Mai 1990

G. U. Exner

Inhaltsverzeichnis

1 Wachstum und Entwicklung

Klinische Bedeutung
Das Kind und dessen gesundheitliche Probleme unterscheiden sich vom Erwachsenen durch Wechselwirkungen mit Wachstum und Entwicklung. Die Erfassung und Dokumentation erlaubt einerseits die Erfassung primärer Störungen von Wachstum und Entwicklung (z. B. Skelettdysplasien) und andererseits sekundärer Einflüsse von Erkrankungen auf die Entwicklung (z. B. Rachitis, Wachstumshormonmangel).
Mit dem Begriff „Entwicklung" werden Prozesse der Differenzierung und Spezifizierung der Organe bzw. Organfunktionen umfasst. Die abschließende Differenzierung der Gonadenentwicklung und der sekundären Geschlechtsmerkmale findet während der Pubertät statt, spezifische intellektuelle und soziale Fähigkeiten entwickeln sich in verschiedenen Phasen von Kindheit und Adoleszenz.
Normales Wachstum und normale Entwicklung sind zusammen die wichtigsten Parameter für den Gesundheitszustand des sich entwickelnden Kindes.
Daten von Wachstum und Entwicklung sind die Basis für prognostische Kalkulationen (z. B. Erwachsenengröße, Beurteilung von Längendifferenzen und Achsenentwicklungsstörungen) und gegebenenfalls deren Manipulation (z. B. hormonelle Beeinflussung bei Minderwuchs oder Großwuchs, Epiphysiodesen).

Einleitung

Wachstum ist das Resultat einer Reihe biologischer Vorgänge (Zellvermehrung, Entwicklung knorpeliger und knöcherner Strukturen), die bei der Konzeption beginnen und mit Erreichen der Erwachsenengröße enden. Neben dem reinen Wachstum finden körperliche (z. B. Gonadenreifung in der Pubertät) und funktionelle (z. B. Psyche, Intelligenz) Entwicklungs- und Reifungsvorgänge statt, die hier kurz als „Entwicklung" bezeichnet werden. Auf die pränatalen Vorgänge soll hier nicht eingegangen werden, da diese für die Belange der Kinderorthopädie weniger große praktische Bedeutung haben; für besondere Fragen diesbezüglich wird auf das Handbuch von Falkner u. Tanner (1978) verwiesen. Grundsätzliche Fragen des Wachstums und dessen Analyse stehen ferner in engster Beziehung mit dessen Regulationen - wie genetischen Faktoren, hormonellen Regulationsvorgängen, Ernährung, sozioökonomischen Bedingungen usw. -, ohne deren Kenntnis und Berücksichtigung eine sorgfältige Wachstumsanalyse nicht möglich ist. Für Übersichten zur Problematik siehe Prader (1986) und Ranke (1986), für die grundlegende Behandlung der Themen die entsprechenden Kapitel bei Falkner u. Tanner (1978).
   Bei der Beurteilung von Wachstumsdaten eines Individuums und dem Vergleich mit einem aus einer Population abgeleiteten „Standard" muss berücksichtigt werden, dass Wachstum und Entwicklung kontinuierliche Prozesse sind, Beobachtungen je-

doch nur in gewissen Intervallen gemacht werden können oder gegebenenfalls auch nur in einer einmaligen Messung bestehen. Die Einzelbeobachtung erlaubt deshalb keine Aussage über das aktuelle Wachstums- oder Entwicklungsgeschehen, sondern nur Rückschlüsse auf das Wachstum oder die Entwicklung, die zu einem früheren Zeitpunkt erreicht wurden. Es ist deshalb außerordentlich wichtig, durch wiederholte Messungen bzw. Beobachtungen die Dynamik auch der aktuellen Entwicklung zu erfassen.

Für die Erstellung von Normalwerten und deren Gebrauch ist von grundlegender Bedeutung, wie diese gewonnen wurden (handelt es sich um Querschnittanalysen, longitudinale Beobachtungen oder gemischte Daten?). Dies ist von Wichtigkeit für den Vergleich von Daten eines Individuums mit den Normalwerten. In der Orthopädie beschränkt sich diese Problematik weitgehend auf Analysen der Wachstumsgeschwindigkeit während des Pubertätswachstumsschubs. Auf dieses Problem wird im Abschnitt „Geschwindigkeit der Körperhöhenzunahme" eingegangen.

Mittlerweile liegen für die wichtigsten Normalwerte der postnatalen körperlichen Entwicklung Daten verschiedener europäischer longitudinaler Wachstumsstudien vor, unter anderem aus Schweden (Karlberg et al. 1976) und England (Tanner et al. 1966) sowie aus der Schweiz (Prader u. Budliger 1977, Prader et al. 1989).

Die nachfolgenden Daten stammen sämtlich aus der longitudinalen Wachstumsstudie Zürich. Soweit diese Ergebnisse nicht bereits publiziert waren (Prader u. Budliger 1977), sind mir die Rohdaten in großzügiger Weise von Herrn Prof. Dr. A. Prader überlassen worden. Später sind dann weitere Daten erschienen (Prader et al. 1989).

Körpermaße

Körperlänge/-höhe

Die Körperlänge ist nach anthropometrischer Konvention die im Liegen gemessene Gesamtlänge („liegende Länge"), die etwas größer ist als die im Stehen gemessene Höhe („Stehhöhe", auch „Stehgröße"). Als alleiniger Index für das Wachstum ist die Körperlänge/-höhe wohl am besten geeignet, obwohl sie die Länge des Stammes und der Extremitäten vermischt; dennoch ist sie wenigstens ein Maß für praktisch nur ein einziges Gewebe, nämlich Knochen.

Die Wachstumskurven, welche die zurückgelegte Distanz darstellen, erlauben eine visuelle Beurteilung, wo ein Kind im Vergleich zur Normalpopulation steht. Im Regelfall liegt das Wachstum eines gesunden Kindes bis zur Pubertät im Allgemeinen in der Größenordnung einer Perzentilenkurve der Normalpopulation. Für wissenschaftliche Fragestellungen - oder auch Langzeitanalysen von Proportionen usw. - ist es sinnvoll, die Abweichungen vom Mittelwert in Standardabweichungen (englisch: „standard deviation scores") und nicht in Messgrößen (cm, kg oder Ähnliches) auszudrücken (Kap. 18); deshalb werden neben den Wachstumskurven auch die Zahlendaten von Mittelwerten und Standardabweichungen (sofern solche verfügbar sind) wiedergegeben. Die Messungen müssen sehr exakt vorgenommen werden. Der bei bester Technik ohnehin schon beachtliche Fehler wird sonst derart vergrößert, dass Wachstumsgeschwindigkeiten nicht mehr sinnvoll berechnet werden können. Hinzu kommen tageszeitabhängige Variationen mit Abnahmen der Körperhöhe um bis zu 2,5 cm (im Mittel > 1 cm) im Tagesverlauf (Strickland 1972).

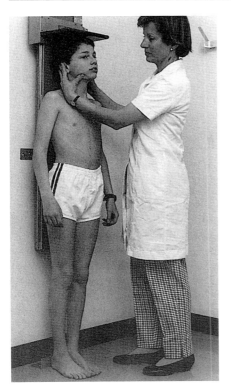 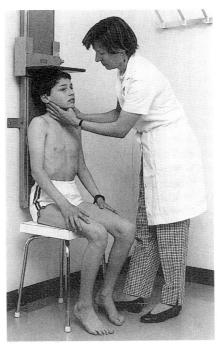

Abb. 1.**1** Messtechnik für die Stehhöhe. Die Messung erfolgt hier mit dem Harpenden-Stadiometer, dessen Kopfbrett balanciert aufgehängt ist. Fersen, Gesäß und Schulter des Probanden berühren die Wand. Das Kopfbrett wird auf den Kopf des Probanden geführt und der Kopf sodann vom Untersucher mit beiden Händen gefasst und gleichmäßig nach oben gezogen. Die maximale Höhe ohne Abheben der Fußsohlen vom Boden wird abgelesen. Für die liegende Länge wird die maximale Distanz zwischen Scheitel und Fersen des von 2 Untersuchern gehaltenen Kindes erfasst, entweder durch eine Messlatte oder ein ähnliches, horizontal montiertes Gerät, wie oben gezeigt.

Abb. 1.**2** Messmethodik zur Bestimmung der Sitzhöhe und der Beinhöhe. Gemessen wird am gleichen Gerät wie zur Bestimmung der Stehhöhe. Der Proband wird auf einen Schemel bekannter Höhe gesetzt. Kreuzbein und Schultergürtel berühren die Wand. Das Messbrett wird auf den Kopf aufgelegt und der Kopf vom Untersucher mit beiden Händen nach oben gezogen, ohne dass das Gesäß vom Schemel gehoben wird. Von der abgelesenen Höhe wird die Schemelhöhe abgezogen. Die subischiale Beinhöhe(/-länge) ist die Differenz zwischen Stehhöhe(/-länge) und Sitzhöhe(/-länge).

Die Messtechnik für die Stehhöhe ist in Abb. 1.**1** illustriert. Die Resultate der Zürcher longitudinalen Wachstumsstudie sind in den Perzentilenkurven (Abb. 1.**3**-1.**6**) und in Tab. 1.**1** wiedergegeben. Die Anzahl der Messwerte betrug für jedes Alter und jedes Geschlecht mindestens 100 (bei insgesamt mehr als je 200 untersuchten Mädchen und Knaben).

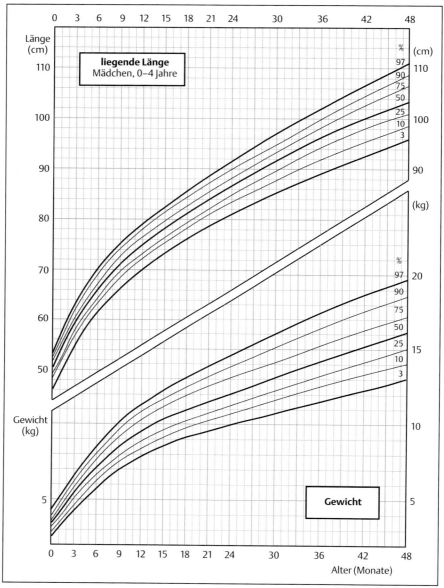

Abb. 1.**3**   Perzentilenkurven für liegende Länge und Gewicht, Mädchen, 0–4 Jahre (Zürcher longitudinale Wachstumsstudie; Abb. 1.**3**–1.**6** sowie Abb. 1.**7**, 1.**8** und 1.**10**–1.**13** sind mit freundlicher Genehmigung der Nestlé Produkte AG, CH-1800 Vevey, reproduziert).

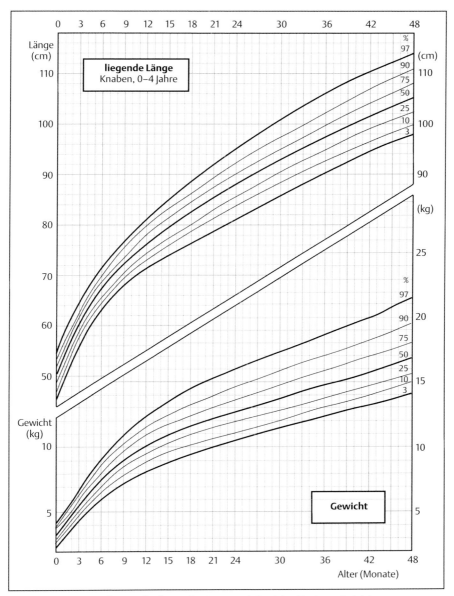

Abb. 1.**4**   Perzentilenkurven für liegende Länge und Gewicht, Knaben, 0–4 Jahre
(Zürcher longitudinale Wachstumsstudie).

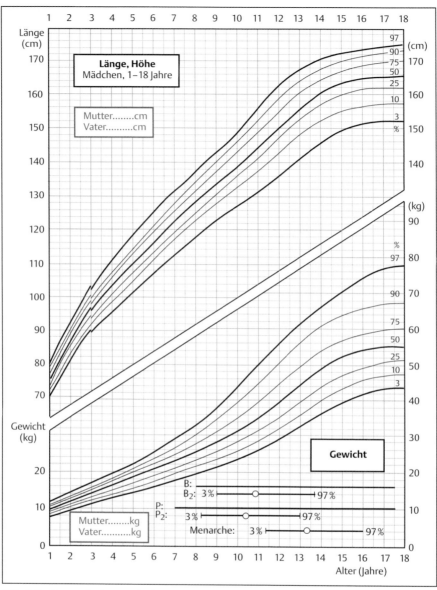

Abb. 1.**5**   Perzentilenkurven für liegende Länge 1–3 Jahre, Stehhöhen 3–18 Jahre und Gewicht, Mädchen (Zürcher longitudinale Wachstumsstudie).

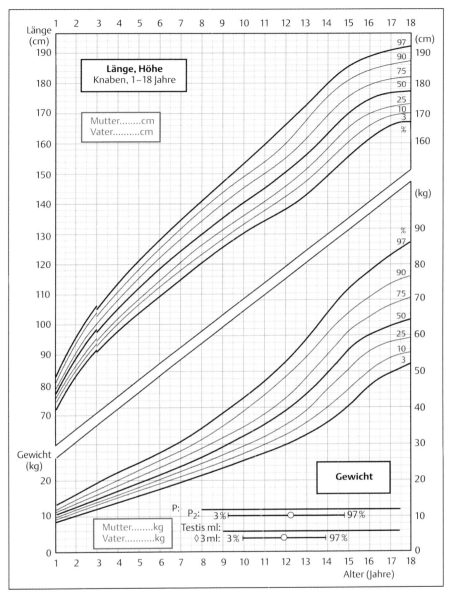

Abb. 1.**6** Perzentilenkurven für liegende Länge 1–3 Jahre, Stehhöhe 3–18 Jahre und Gewicht, Knaben (Zürcher longitudinale Wachstumsstudie).

Tab. 1.1 **Liegende Längen und Stehhöhen** von Knaben und Mädchen. Mittelwerte ± Standardabweichungen (SD), n > 125 pro Alter (Zürcher longitudinale Wachstumsstudie)

Alter (Jahre)	Mädchen Mittelwert (cm)	SD	Knaben Mittelwert (cm)	SD
Liegende Länge				
0,0	49,9	1,9	50,7	2,3
0,5	66,1	2,0	67,8	2,2
1,0	74,5	2,5	76,2	2,4
2,0	86,6	2,5	88,0	3,7
3,0	96,3	3,3	97,7	3,8
Stehhöhe				
3,0	95,6	3,2	97,1	3,8
4,0	103,0	3,7	104,7	4,1
5,0	109,6	4,0	111,3	4,6
6,0	115,9	4,3	117,3	4,8
7,0	122,0	4,6	123,6	5,2
8,0	127,8	4,7	129,7	5,7
9,0	133,6	5,0	135,2	6,0
10,0	138,4	5,6	140,2	6,2
10,5	141,1	6,0	142,5	6,3
11,0	144,3	6,0	145,0	6,6
11,5	146,9	6,6	147,3	6,7
12,0	150,1	6,8	149,9	7,1
12,5	153,2	6,7	152,6	7,4
13,0	155,7	6,6	155,9	8,0
13,5	158,2	6,3	159,2	8,6
14,0	160,1	5,8	162,9	8,3
14,5	161,9	5,8	166,2	8,1
15,0	162,7	5,8	169,7	7,9
16,0	164,0	5,7	174,4	7,0
17,0	164,5	5,9	176,2	6,7
18,0	164,4	5,8	177,1	6,7
19,0	164,4	5,9	177,8	6,8
20,0	164,6	5,9	178,0	6,9

Rumpflänge (liegend) bzw. Sitzhöhe (sitzend) und subischiale Beinlänge (liegend) bzw. Beinhöhe (stehend)

Die getrennte Bestimmung der Rumpflänge (liegend gemessen als „Scheitel-Steiß-Länge", sitzend als „Sitzhöhe" bezeichnet) und der subischialen Beinlänge (liegend) bzw. -höhe (stehend) ermöglicht eine spezifischere Beurteilung einerseits des Wirbelsäulenwachstums (z. B. im Rahmen der Verlaufsbeurteilung von Fehlentwicklungen der Wirbelsäule), andererseits der Beinentwicklung (z. B. zur Frage, ob es sich bei Beinlängendifferenzen um Hyper- oder Hypotrophien handelt). Daraus können Abweichungen der Körperproportionen bestätigt und quantifiziert sowie Wachstumsprognosen oft präziser gestellt werden. Die Messmethode ist in Abb. 1.2 (S. 3) illustriert, die Resultate sind in Tab. 1.2 und Tab. 1.3 zu finden.

Tab. 1.**2** **Scheitel-Steiß-Länge (liegend) bzw. Sitzhöhe** für Mädchen und Knaben. Mittelwerte ± Standardabweichungen (SD), n >125 (Zürcher longitudinale Wachsttumstudie)

Alter (Jahre)	Mädchen Mittelwert ± SD (cm)	Knaben Mittelwert ± SD (cm)
Scheitel-Steiß-Länge (liegend)		
0,1	34,7 ± 2,1	34,8 ± 1,7
0,5	42,2 ± 1,7	43,3 ± 1,6
1,0	46,5 ± 1,6	47,5 ± 1,7
2,0	52,2 ± 1,6	52,9 ± 2,1
3,0	56,5 ± 2,0	57,2 ± 2,4
Sitzhöhe (aufrecht)		
3,0	54,4 ± 1,8	55,8 ± 2,2
4,0	57,8 ± 2,0	59,0 ± 2,3
5,0	60,7 ± 2,3	61,8 ± 2,5
6,0	63,6 ± 2,4	64,6 ± 2,8
7,0	66,7 ± 2,5	67,7 ± 2,8
8,0	69,3 ± 2,4	70,4 ± 2,9
9,0	72,6 ± 2,6	72,6 ± 2,9
10,0	73,6 ± 2,6	74,4 ± 3,0
10,5	74,6 ± 2,9	75,4 ± 3,0
11,0	75,8 ± 3,0	76,3 ± 3,1
11,5	77,1 ± 3,3	77,1 ± 3,2
12,0	78,7 ± 3,6	78,2 ± 3,5
12,5	80,2 ± 3,7	79,3 ± 3,6
13,0	81,5 ± 3,7	80,6 ± 4,1
13,5	82,9 ± 3,6	82,1 ± 4,5
14,0	84,2 ± 3,3	83,8 ± 4,5
14,5	85,3 ± 3,1	85,7 ± 4,4
15,0	86,0 ± 2,9	87,6 ± 4,3
16,0	87,0 ± 2,8	90,7 ± 3,8
17,0	87,5 ± 2,8	92,1 ± 3,5
18,0	87,5 ± 2,8	92,9 ± 3,4
19,0	87,7 ± 2,8	93,5 ± 3,4
20,0	87,8 ± 2,8	93,8 ± 3,5

Tab. 1.3 **Subischiale Beinlänge (liegend) bzw. subischiale Beinhöhe (stehend)** für Mädchen und Knaben. Mittelwerte ± Standardabweichungen (SD), n > 125 (Zürcher longitudinale Wachstumsstudie)

Alter (Jahre)	Mädchen Mittelwert ± SD (cm)	Knaben Mittelwert ± SD (cm)
Subischiale Beinlänge		
0,1	18,4 ± 2,1	18,9 ± 1,1
0,5	23,8 ± 1,8	24,6 ± 1,2
1,0	28,0 ± 1,6	28,7 ± 1,6
2,0	34,8 ± 1,6	35,1 ± 2,1
3,0	39,9 ± 1,7	40,6 ± 2,0
Subischiale Beinhöhe		
3,0	41,1 ± 2,2	41,2 ± 2,3
4,0	45,2 ± 2,4	45,8 ± 2,4
5,0	48,9 ± 2,5	49,6 ± 2,6
6,0	52,2 ± 2,7	52,7 ± 2,9
7,0	55,4 ± 2,8	55,9 ± 2,9
8,0	58,5 ± 3,0	59,3 ± 3,5
9,0	62,0 ± 3,2	62,7 ± 3,6
10,0	64,9 ± 3,6	65,8 ± 3,8
10,5	66,5 ± 3,7	67,1 ± 4,0
11,0	68,5 ± 3,6	68,7 ± 4,1
11,5	69,8 ± 3,9	70,2 ± 4,2
12,0	71,5 ± 3,9	71,7 ± 4,3
12,5	73,1 ± 3,8	73,3 ± 4,4
13,0	74,3 ± 3,7	75,3 ± 4,7
13,5	75,3 ± 3,7	77,1 ± 4,8
14,0	75,9 ± 3,7	79,0 ± 4,7
14,5	76,6 ± 3,8	80,6 ± 4,6
15,0	76,8 ± 3,9	82,1 ± 4,5
16,0	77,0 ± 3,9	83,7 ± 4,4
17,0	77,1 ± 4,0	84,0 ± 4,4
18,0	76,9 ± 4,0	84,2 ± 4,5
19,0	76,8 ± 3,9	84,3 ± 4,6
20,0	76,9 ± 4,0	84,4 ± 4,6

Quotienten Rumpfhöhe : Beinhöhe

Für die Erfassung von Körperproportionen können die Quotienten „Oberlänge : Unterlänge" sinnvoll sein, die in Tab. 1.4 wiedergegeben sind.

Zu diesen Quotienten ist zu erwähnen, dass diese wahrscheinlich nicht für alle Körpergrößen gleichmäßig verteilt sind. Es gibt verschiedene Hinweise darauf, dass größere Individuen relativ längere Beine haben und die Quotienten dann entsprechend etwas kleiner sind.

Geschwindigkeitsstandards für die Entwicklung der Körperhöhe

In der Einleitung wurde darauf hingewiesen, dass die Körperhöhe davon abhängt, wie viel das Kind in allen vorausgegangenen Jahren gewachsen ist, und erst die Analyse der Wachstumsgeschwindigkeit eine Aussage über das Wachstumsgeschehen in einem bestimmten Intervall erlaubt. Bei der Betrachtung von Geschwindigkeiten ge-

Tab. 1.**4** Quotienten Scheitel-Steiß-Länge : Subischiale Beinlänge bzw. Sitzhöhe : subischiale Beinhöhe für Mädchen und Knaben. Mittelwerte ± Standardabweichung (SD), n > 125 (Zürcher longitudinale Wachstumsstudie)

Alter (Jahre)	Mädchen Quotienten Mittelwert ± SD	Knaben Quotienten Mittelwert ± SD
Scheitel-Steiß-Länge : subischiale Beinlänge		
0,5	1,79 ± 0,24	1,76 ± 0,10
1,0	1,66 ± 0,10	1,66 ± 0,11
2,0	1,50 ± 0,08	1,51 ± 0,07
3,0	1,42 ± 0,06	1,41 ± 0,07
Sitzhöhe : subischiale Beinhöhe		
3,0	1,33 ± 0,07	1,36 ± 0,07
4,0	1,28 ± 0,06	1,29 ± 0,06
5,0	1,24 ± 0,06	1,25 ± 0,06
6,0	1,22 ± 0,06	1,23 ± 0,06
7,0	1,21 ± 0,05	1,21 ± 0,05
8,0	1,19 ± 0,05	1,19 ± 0,06
9,0	1,16 ± 0,05	1,13 ± 0,05
10,0	1,14 ± 0,05	1,13 ± 0,05
10,5	1,12 ± 0,05	1,13 ± 0,05
11,0	1,11 ± 0,05	1,11 ± 0,05
11,5	1,11 ± 0,05	1,10 ± 0,05
12,0	1,10 ± 0,05	1,09 ± 0,05
12,5	1,10 ± 0,05	1,08 ± 0,05
13,0	1,10 ± 0,05	1,07 ± 0,05
13,5	1,10 ± 0,05	1,07 ± 0,05
14,0	1,11 ± 0,05	1,06 ± 0,05
14,5	1,12 ± 0,05	1,07 ± 0,05
15,0	1,12 ± 0,05	1,07 ± 0,05
16,0	1,13 ± 0,05	1,09 ± 0,06
17,0	1,14 ± 0,05	1,10 ± 0,05
18,0	1,14 ± 0,05	1,11 ± 0,06
19,0	1,14 ± 0,05	1,11 ± 0,06
20,0	1,14 ± 0,05	1,11 ± 0,05

winnen longitudinale Daten eminente Bedeutung. Dies trifft ganz besonders für die Wachstumsgeschwindigkeit während des Pubertätswachstumsschubs zu, dessen zeitlicher Beginn und Ablauf von einem zum anderen Individuum sehr unterschiedlich sein können.

Vom Kleinkindesalter bis zur Pubertät unterscheiden sich Mädchen und Knaben in ihren Wachstumsgeschwindigkeiten nicht wesentlich. Im Pubertätswachstumsschub unterscheiden sich Knaben und Mädchen dann jedoch erheblich. Beim Mädchen setzt der Pubertätswachstumsschub früher ein und ist deutlich geringer ausgeprägt als derjenige des Knaben. Die Folge ist die wesentlich niedrigere Endgröße der Frau (Frauen sind im Durchschnitt 12 cm kleiner als Männer).

Die Geschwindigkeitskurven in Abb. 1.**7** und Abb. 1.**8** zeigen, dass die Wachstumsgeschwindigkeit von der Geburt an rasch abnimmt. Diese Abnahme wird durch den so genannten Pubertätswachstumsschub kurzfristig unterbrochen. Während der Pubertät wird nochmals eine Wachstumsgeschwindigkeit erreicht, wie sie zuletzt im 4. Lebensjahr zu finden war.

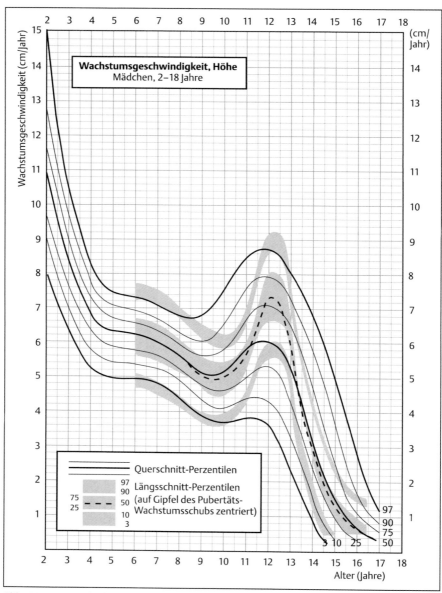

Abb. 1.7   Perzentilenkurven für die Geschwindigkeit der Körperhöhenzunahme, Mädchen. Die durchgezogenen Kurven entsprechen Querschnittperzentilen, die bei Einzelbeobachtungen anzuwenden sind. Für Verlaufsbeobachtungen, insbesondere während des Pubertätswachstumsschubs, sind die longitudinalen (Längsschnittperzentilen), schraffierten Daten anzuwenden (Zürcher longitudinale Wachstumsstudie).

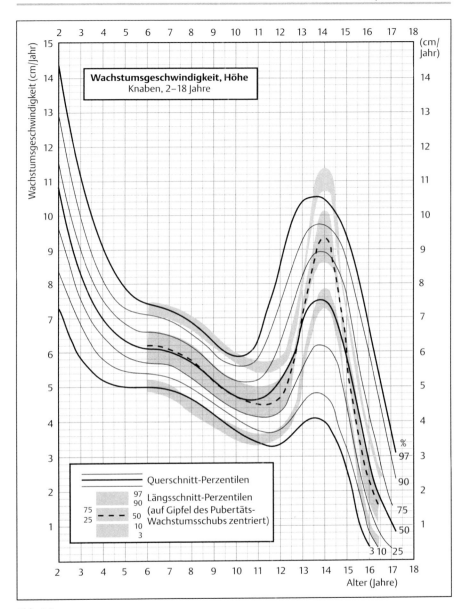

Abb. 1.**8**
Perzentilenkurven für die Geschwindigkeit der Körperhöhezunahme, Knaben (siehe Abb. 1.**7**).

In den Abb. 1.**7** und 1.**8** sind verschiedene Kurven übereinander dargestellt, die einer Erläuterung bedürfen. Die durchgehenden Linien entsprechen gewissermaßen Querschnittdaten, wenngleich alle diese Daten aus einer longitudinalen Studie stammen. Die Wachstumsgeschwindigkeiten für diese Kurven entsprechen den für das jeweilige chronologische Alter ermittelten Werten. Es ist leicht zu sehen, dass sich sowohl die Höhen als auch die Altersangaben im Wiederanstieg der Wachstumsgeschwindigkeit auf ein großes Feld verteilen.

Daneben zeigen die schraffierten Kurven mit der gestrichelten Linie der 50. Perzentile einen viel geschlosseneren Kurvenverlauf. Diese Daten wurden gewonnen, indem zunächst die Geschwindigkeitskurven für jedes Kind individuell ermittelt wurden. Die Gesamtheit dieser Kurven wurde sodann auf den mittleren gemeinsamen Gipfelpunkt des Wachstumsschubs zentriert zusammengestellt, der bei Mädchen im Durchschnitt bei ca. 12,2 Jahren und bei Knaben bei ca. 14 Jahren liegt. Für eine Einzelbeobachtung in einem Zeitintervall ist mit den Querschnittdaten zu vergleichen, für mehrere konsekutive Beobachtungen, die auch die Erfassung des dynamischen Verlaufs erlauben, mit den longitudinalen (Längsschnitt-)Daten. Dies ist von großer Wichtigkeit, da ein Wachstum entlang der unteren oder oberen Querschnittperzentilen in einem pathologischen Minder- oder Hochwuchs resultieren würde, wie sich rechnerisch leicht nachvollziehen lässt.

Dies ist nur bei oberflächlicher Betrachtung paradox, da in diesen Querschnittdaten die sehr unterschiedlichen Verläufe des Wachstumsschubs (wie frühe, späte, sehr hohe, kurz anhaltende, eher lang andauernde) untergehen.

Der Wachstumsschubgipfel liegt physiologisch bei Knaben zwischen 12,5 und 16 Jahren, bei Mädchen zwischen 10,5 und 14 Jahren (3. bzw. 97. Perzentile nach Tanner 1986), wobei die maximale Wachstumsgeschwindigkeit bei späterem Gipfel des Wachstumsschubs etwas niedriger ist. Der Pubertätswachstumsschub ist andererseits eng mit der Skelettreifung korreliert, sodass die Beziehungen des Pubertätswachstumsschubs zum Skelettalter deutlich enger sind als zum chronologischen Alter (Exner 1986).

Die Genauigkeit der Geschwindigkeitsbestimmung ist durch verschiedene Variablen bestimmt, wie die Genauigkeit der Messung selbst, die Länge des Zeitintervalls und die Größenzunahme (je kleiner der Messfehler, je größer das Wachstum und je größer das Zeitintervall, umso genauer wird die Geschwindigkeitsbestimmung; siehe hierzu auch Hermanussen u. Burmeister 1989). Für klinisch verwertbare Resultate sind für die Bestimmung der Geschwindigkeit der Körperhöhenzunahme im Allgemeinen mindestens Halbjahresintervalle erforderlich.

Armlänge

Für die Armlänge siehe Kap. 5.

Körpergewicht

Die Bestimmung des Körpergewichts bedarf keiner weiteren Erläuterung. Da die Beziehungen von Körpergröße und -gewicht altersabhängig sind, soll nicht einfach „Gewichtsalter" mit „Längenalter" verglichen werden, eher sind dann die Standardabweichungen (Kap. 18) heranzuziehen. Für die Beurteilung einer Adipositas sollte die Messung des subkutanen Fettgewebes durch Bestimmung der Hautfaltendicke als spezifischere Methode herangezogen werden.

Die Perzentilenkurven für das Körpergewicht sind gemeinsam mit den Längen-/Höhenkurven in Abb. 1.**2**-1.**5** wiedergegeben, die Messwerte in Tab. 1.**5**.

Tab. 1.**5** **Körpergewichte** für Mädchen und Knaben. Mittelwerte ± Standardabweichung, n > 125 (Zürcher longitudinale Wachstumsstudie)

Alter (Jahre)	Mädchen Mittelwert ± SD (kg)	Knaben Mittelwert ± SD (kg)
0,0	3,3 ± 0,4	3,4 ± 0,5
0,5	7,2 ± 0,7	7,7 ± 0,9
1,0	9,5 ± 1,0	10,2 ± 1,1
2,0	12,0 ± 1,2	12,7 ± 1,3
3,0	14,3 ± 1,5	14,9 ± 1,6
4,0	16,2 ± 1,8	17,0 ± 2,0
5,0	18,3 ± 2,1	19,0 ± 2,3
6,0	20,3 ± 2,4	21,1 ± 2,5
7,0	23,0 ± 2,9	23,7 ± 3,2
8,0	25,4 ± 3,4	26,2 ± 3,8
9,0	28,4 ± 4,3	29,1 ± 4,2
10,0	31,8 ± 5,1	31,9 ± 4,6
10,5	33,4 ± 5,6	33,4 ± 5,2
11,0	35,4 ± 6,0	35,0 ± 5,5
11,5	37,8 ± 5,7	36,8 ± 5,7
12,0	40,1 ± 7,4	38,4 ± 6,2
12,5	42,8 ± 7,6	40,6 ± 6,9
13,0	45,1 ± 8,0	43,1 ± 8,0
13,5	47,4 ± 7,7	45,7 ± 8,1
14,0	49,6 ± 7,7	49,0 ± 8,5
14,5	51,8 ± 7,9	51,9 ± 8,5
15,0	52,7 ± 7,7	55,2 ± 9,2
16,0	54,5 ± 8,4	60,5 ± 8,8
17,0	55,6 ± 8,2	62,9 ± 8,8
18,0	55,8 ± 8,1	64,7 ± 9,1
19,0	56,0 ± 9,1	65,5 ± 9,1
20,0	55,7 ± 8,9	67,2 ± 9,4

Kopfumfang

Für den Kopfumfang gilt der maximale okzipitofrontale Umfang. Die Kurven sind analog anderen Wachstumskurven zu gebrauchen. Die Messtechnik ist in Abb. 1.**9** illustriert, die Standards sind in den Abb. 1.**10**-1.**13** sowie in Tab. 1.**6** zu finden.

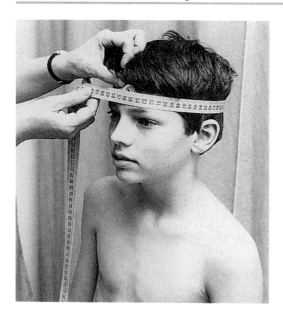

Abb. 1.**9**   Messmethode zur Bestimmung des Kopfumfangs. Gemessen wird der maximale okzipitofrontale Umfang.

Tab. 1.**6   Kopfumfangmaße** Mädchen und Knaben.
Mittelwerte ± Standardabweichung (SD), n > 125 (Zürcher longitudinale Wachstumsstudie)

Alter (Jahre)	Mädchen Mittelwert ± SD (cm)	Knaben Mittelwert ± SD (cm)
0,1	36,4 ± 1,1	37,1 ± 1,3
0,5	42,7 ± 1,1	43,8 ± 1,2
1,0	45,8 ± 1,2	47,1 ± 1,3
2,0	48,3 ± 1,3	49,5 ± 1,4
3,0	49,5 ± 1,2	50,8 ± 1,4
4,0	50,2 ± 1,3	51,5 ± 1,4
5,0	50,8 ± 1,3	52,0 ± 1,4
6,0	51,1 ± 1,3	52,3 ± 1,4
7,0	51,5 ± 1,3	52,6 ± 1,4
8,0	51,8 ± 1,3	52,9 ± 1,4
9,0	51,9 ± 1,3	53,1 ± 1,4
10,0	52,1 ± 1,4	53,2 ± 1,4
10,5	52,2 ± 1,3	53,3 ± 1,4
11,0	52,3 ± 1,3	53,4 ± 1,4
11,5	52,3 ± 1,3	53,5 ± 1,4
12,0	52,6 ± 1,4	53,6 ± 1,4
12,5	52,8 ± 1,4	53,8 ± 1,4
13,0	52,9 ± 1,4	54,0 ± 1,5
13,5	53,3 ± 1,4	54,3 ± 1,5
14,0	53,5 ± 1,4	54,7 ± 1,5
14,5	53,7 ± 1,4	54,9 ± 1,6
15,0	53,9 ± 1,4	55,3 ± 1,6

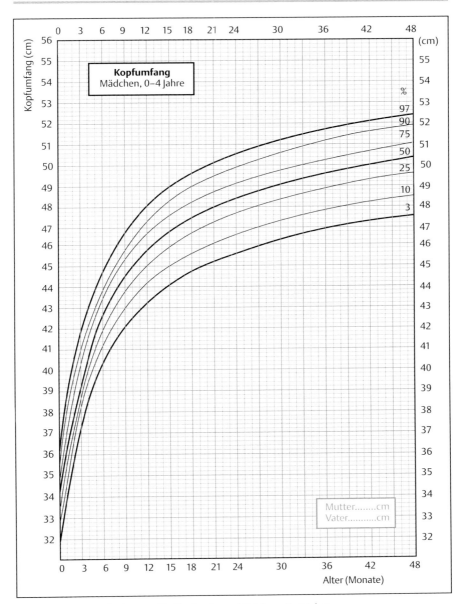

Abb. 1.**10** Perzentilenkurven für Kopfumfang, Mädchen, 0–4 Jahre (Zürcher longitudinale Wachstumsstudie).

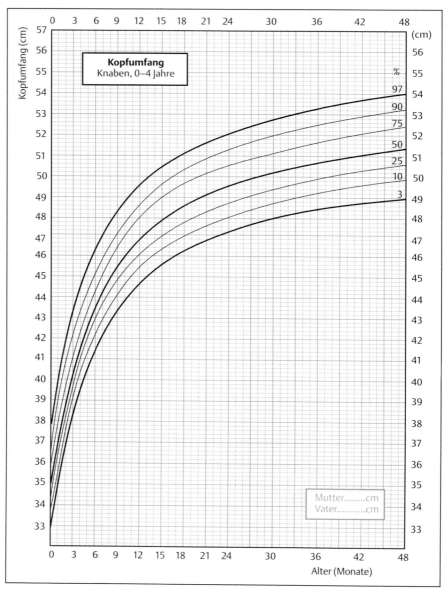

Abb. 1.**11**   Perzentilenkurven für Kopfumfang, Knaben, 0–4 Jahre
(Zürcher longitudinale Wachstumsstudie).

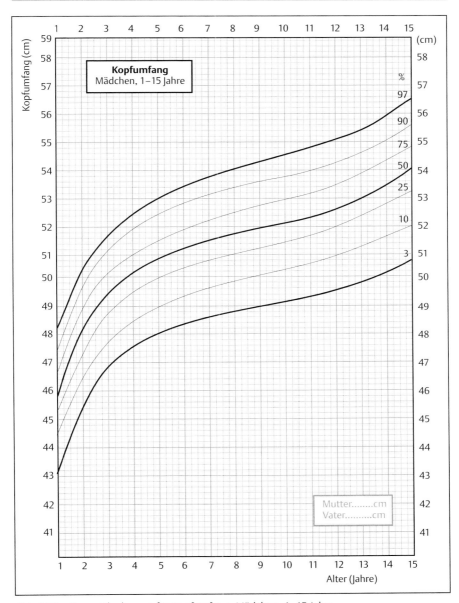

Abb. 1.**12** Perzentilenkurven für Kopfumfang, Mädchen, 1–15 Jahre
(Zürcher longitudinale Wachstumsstudie).

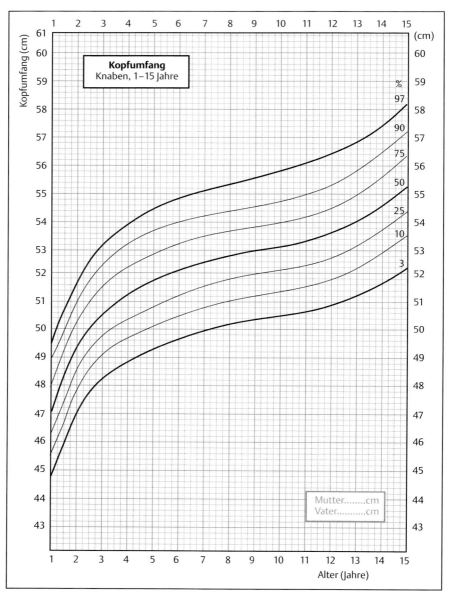

Abb. 1.**13**   Perzentilenkurven für Kopfumfang, Knaben, 1–15 Jahre
(Zürcher longitudinale Wachstumsstudie).

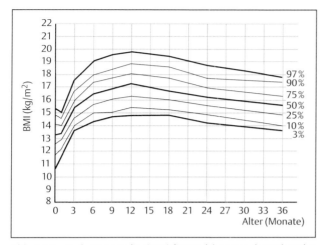

Abb. 1.**14** Body-Mass-Index (BMI) für Mädchen von der Geburt bis zum Alter von 3 Jahren (persönliche Mitteilung Prof. R. Largo aufgrund unpublizierter Daten der Zürcher longitudinalen Wachstumsstudie).

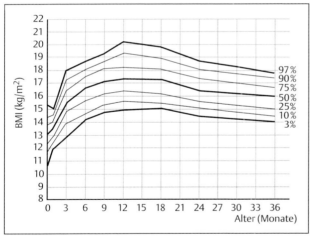

Abb. 1.**15** Body-Mass-Index (BMI) für Knaben von der Geburt bis zum Alter von 3 Jahren (persönliche Mitteilung Prof. R. Largo aufgrund unpublizierter Daten der Zürcher longitudinalen Wachstumsstudie).

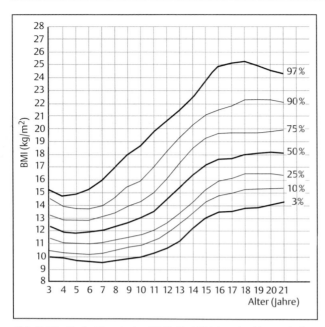

Abb. 1.**16**   Body-Mass-Index (BMI) für Mädchen im Alter zwischen 3 und 21 Jahren (persönliche Mitteilung Prof. R. Largo aufgrund unpublizierter Daten der Zürcher longitudinalen Wachstumsstudie).

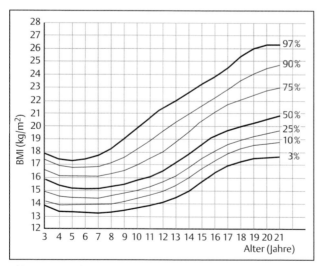

Abb. 1.**17**   Body-Mass-Index für Knaben im Alter zwischen 3 und 21 Jahren (persönliche Mitteilung Prof. R. Largo aufgrund unpublizierter Daten der Zürcher longitudinalen Wachstumsstudie).

Body-Mass-Index

Der Body-Mass-Index (BMI; deutsch: Körper-Massen-Index) ist eine Richtlinie, um Unter- und Übergewichtigkeit auf der Basis von Körpergewicht und Körperhöhe zu erfassen. Dieses Maß liefert genauere Informationen als der Vergleich der Gewichtsperzentilen mit denen der Körperhöhenperzentilen, da sich die Fettverteilung des Körpers auch altersabhängig ändert. Eine Beobachtung der Entwicklung des Body-Mass-Index ist sinnvoll, da frühe Übergewichtigkeit für eine Übergewichtigkeit des Erwachsenen disponiert (Whitaker et al. 1998). Übergewichtigkeit stellt ein eindeutiges Risiko für kardiovaskuläre Erkrankungen auch bei Kindern dar (z. B. Freedmann et al. 2001). Der Body-Mass-Index wird folgendermaßen berechnet:

$$BMI = [\text{Körpergewicht (kg)}] : [\text{Körperhöhe (m)}]^2.$$

In Abb. 1.**14**-1.**17** sind Kurven zur Bestimmung des Body-Mass-Index aufgrund der Daten der Zürcher longitudinalen Wachstumsstudie (Prader et al. 1989) wiedergegeben. Diese noch nicht publizierten Kurven wurden freundlicherweise von R. Largo zur Publikation überlassen. Daten für nordamerikanische Kinder haben Hammer et al. (1991) publiziert. Kritische Grenzen für Übergewichtigkeit und Untergewichtigkeit sind nicht einfach festzulegen. Das US State Department of Health and Human Services hat als Grenzwerte vorgeschlagen: < 5 %ile: Untergewicht, > 85 %ile: Risiko für Übergewichtigkeit, > 95 %ile: eindeutig übergewichtig.

2 Pubertätsentwicklung

Klinische Bedeutung

Die Pubertät ist die Phase der Entwicklung der sekundären Geschlechtsmerkmale, des Wachstumsschubs, der Ausprägung der männlichen und weiblichen Struktur und schließlich des Abschlusses der körperlichen Entwicklung.

Die Kenntnis des Normalen und der erheblichen individuellen Abweichungen ist in der pädiatrischen Praxis vor allem von Bedeutung, um den Adoleszenten in Bezug auf die Normalität seiner Entwicklung zu bestärken und gegebenenfalls seltene Störungen zu erfassen.

In der Kinderorthopädie ist die Erfassung der Pubertätsentwicklung von besonderer Wichtigkeit, um spezifisch in dieser Entwicklungsphase vorkommende Störungen zu erkennen, wie die Epiphysiolysis capitis femoris. Diese Entwicklungsphase ist auch besonders gefährdet für vorzeitigen Verschluss bei traumatischen Fugenschädigungen (partieller Fugenverschluss bei Triplane-Frakturen der distalen Tibia, Überlastungsschäden am Radius bei Sportlern).

Für den Autor hat sich als grobe Orientierung für die normale Pubertätsentwicklung eine „Zweierregel" bewährt: Beginn der Pubertät beim Mädchen mit der Brustentwicklung (Thelarche) mit durchschnittlich 11 Jahren, Gipfel des Wachstumsschubs (zusammenfallend mit den ersten Menstruationen, Menarche) mit 13 Jahren, Abschluss des Wachstums mit 15 Jahren. Die Abweichung bei normaler Entwicklung liegt bei ±2 Jahren. Beim Knaben beginnen die Ereignisse 2 Jahre später: Hodenvolumenzunahme mit 13 Jahren, Gipfel des Wachstumsschubs mit 15 Jahren, Wachstumsabschluss mit 17 Jahren mit ebenfalls normaler Abweichung von ±2 Jahren.

Die Pubertät ist die Phase, in der die Gonaden ausreifen. Diese Ausreifung bedeutet das Erreichen der adulten innersekretorischen Funktion und der Reproduktionsfähigkeit. Damit verbunden ist die Entwicklung der sekundären Geschlechtsmerkmale.

Die Pubertät setzt beim Mädchen zwischen 8 und 14 Jahren und beim Knaben zwischen 10 und 16 Jahren ein, liegt also beim Mädchen durchschnittlich um 2 Jahre früher. Die sexuelle Reife wird beim Mädchen zwischen 15 und 17 Jahren, beim Knaben zwischen 17 und 19 Jahren erreicht (Prader 1986).

Erstes Pubertätsmerkmal beim Mädchen kann entweder die Entwicklung der Schambehaarung (Pubarche) oder der Brust (Thelarche) sein, wenn auch die Pubarche (durchschnittlich im Alter von 10,4 Jahren) im Allgemeinen vor der Thelarche (durchschnittlich im Alter von 10,9 Jahren) liegt. Das Durchschnittsalter bei der ersten Menstruation (Menarche) beträgt 13,4 Jahre und liegt damit etwas über 1 Jahr später als der Gipfel des Pubertätswachstumsschubs (siehe oben; Largo u. Prader 1983).

Erstes Pubertätsmerkmal beim Knaben ist die Vergrößerung des Hodenvolumens auf über 3 ml (durchschnittlich im Alter von 11,8 Jahren), gefolgt von der Pubarche (durchschnittlich im Alter von 12,2 Jahren), während das Peniswachstum erst etwas später einsetzt und der Gipfel des Pubertätswachstumsschubs durchschnittlich im Alter von 13,9 Jahren erreicht wird (Largo u. Prader 1983).

Es soll hier erwähnt werden, dass der Penis zwischen Geburt und Beginn der Pubertät praktisch keine Entwicklung aufweist. Für den Unerfahrenen kann deshalb beim adipösen präpuberalen Knaben fälschlicherweise der Eindruck eines Hypogenitalismus („Pseudo-Fröhlich-Syndrom" oder „Pseudoadiposogigantismus") entstehen.

In den Perzentilenkurven für Längen und Gewicht (Abb. 1.**4** und Abb. 1.**5**) sind die 3., 50. und 97. Perzentile des Alters des Auftretens einiger Pubertätsmerkmale mit aufgeführt: für Mädchen das Auftreten der Brustentwicklung (B2 = Thelarche) und der ersten Menstruation (Menarche), für Knaben die Hodenvolumenzunahme > 3 ml sowie das Erscheinen der Schambehaarung (P2, Pubarche).

3 Skelettalter

Klinische Bedeutung

Das Skelettalter eines Individuums ist einer der wichtigsten Messpunkte für die Reifung des Skeletts und eine der wichtigsten Referenzen dafür, wie weit die individuelle Entwicklung eines Kindes vorangeschritten ist.

Daten wie Körpergröße und Pubertätsentwicklung sind umso mehr in Korrelation mit der Skelettreifung zu sehen, je mehr sich das Kind dem Wachstumsabschluss nähert. Der Erfassung des Skelettalters kommt Bedeutung bei allen Störungen des Wachstums auf der Basis metabolischer oder nutritiver Störungen zu. Das Skelettalter ist Kriterium für die Planung der Korrektur durch akute Eingriffe oder Manipulationen im Sinne von Epiphysiodesen.

Das Skelettalter ist Maß dafür, wie weit die Knochen einer bestimmten Region in ihrer Reifung vorangeschritten sind. Jeder Knochen beginnt seine knöcherne Entwicklung mit einem primären Ossifikationszentrum, geht dann durch verschiedene Stadien von Vergrößerung und Formbildung des ossifizierten Abschnitts, erhält dann in vielen Fällen eine oder mehrere Epiphysen mit ihren sekundären Ossifikationszentren und erreicht zuletzt die adulte Form, wenn diese Epiphysen mit dem Hauptknochen fusionieren.

Prinzipiell können alle Skelettabschnitte zur Bestimmung des Skelettalters herangezogen werden. Neben den in der Praxis gebräuchlichsten Standards des Handskeletts liegen insbesondere Daten für das Fußskelett (Fußatlas von Hoerr et al. 1962) und das Kniegelenk (Pyle u. Hoerr 1969, Roche et al. 1975) und den Ellenbogen (Brodeur et al. 1981) vor. Die Methode von Roche et al. (1975) unterscheidet sich grundsätzlich von derjenigen von Hoerr et al. (1962), indem bei Hoerr et al. (1962) mit einem Standardsatz von Röntgenbildern verglichen wird - im Prinzip wie bei der Handskelettalterbestimmung nach Greulich u. Pyle (1959) -, während bei der von Roche et al. (1975) angegebenen Methode Formgebungen und Größen quantifiziert werden - vergleichbar mit der Handskelettalterbestimmung nach Tanner et al. (1975). Die Skelettalterbestimmung aus dem Röntgenbild des Kniegelenks nach Roche et al. (1975) ergibt eine hohe Korrelation mit den Skelettaltern, die aus den hier angegebenen Methoden für das Handskelettalter bestimmt wurden (Vignolo et al. 1990).

Neben Daten für des Handskelettalter sollen hier nur noch das Risser-Zeichen und das Auftreten verschiedener Ossifikationszentren dargelegt werden, die in der Praxis von besonderer Wichtigkeit sind.

Handskelettalter

Die gebräuchlichste Methode zur Bestimmung des Skelettalters aus dem Handskelett ist diejenige nach Greulich u. Pyle (1959), bei der mit einem Standardsatz von Röntgenbildern ansteigenden Alters verglichen wird. Prinzipiell sollte dabei das Alter für jeden Knochen einzeln bestimmt und anschließend für alle gemittelt werden. In der Regel wird aber der Gesamteindruck des gegebenen Röntgenbildes mit dem Gesamteindruck des Standardröntgenbildes verglichen, was zu gewissen Ungenauigkeiten führen kann. Eine andere Methode ist die von Tanner et al. (1975); nach dieser wird jedem einzelnen Knochen seiner Entwicklung entsprechend ein Punktwert zugeordnet, wodurch die Beurteilung wahrscheinlich etwas objektiver wird. Die Population, aus welcher die Standards von Greulich u. Pyle (1959) gewonnen wurden, war offenbar stark selektiert, sodass die gefundenen Werte nicht absolut auf andere Populationen übertragen werden dürfen. So zeigten die Mädchen der longitudinalen Wachstumsstudie in Zürich im Alter von 11 Jahren ein gegenüber Greulich u. Pyle (1959) im Mittel um 9 Monate, Knaben um 10,5 Monate „retardiertes" Knochenalter; in Tab. 3.1 sind diese Daten zusammengestellt.

Ähnliche Differenzen zeigen sich, wenn Knochenalter gleicher Patienten einerseits nach Greulich u. Pyle (1959), andererseits nach Tanner et al. (1975) bestimmt werden sowie im Vergleich zwischen den Daten von Greulich u. Pyle (1959) mit denjenigen des Atlasses von Thiemann u. Nitz (1991), der im Prinzip wie derjenige von Greulich u. Pyle (1959) aufgebaut ist. Die Daten von Greulich u. Pyle (1959) sind jedoch so breit eingesetzt worden, dass sie immer noch als Standard anzusehen sind. Ferner stehen

Tab. 3.**1** **Handskelettalter** der Kinder der Zürcher longitudinalen Wachstumsstudie nach den Standards von Greulich u. Pyle (1959). Daten der Zürcher longitudinalen Wachstumsstudie einschließlich unpublizierter Daten von Ferrandez, n > 125

Chronologisches Alter (Jahre)	Skelettalter nach Greulich u. Pyle (1959) Mittelwerte ± 1 Standardabweichung (Jahre)	
	Mädchen	Knaben
1	1,1 ± 0,30	1,0 ± 0,30
2	2,1 ± 0,35	1,8 ± 0,44
3	2,8 ± 0,51	2,6 ± 0,56
4	3,6 ± 0,75	3,3 ± 0,63
5	4,7 ± 0,85	4,2 ± 0,80
6	5,8 ± 0,99	5,2 ± 0,94
7	6,7 ± 0,90	6,1 ± 1,03
8	7,5 ± 0,90	7,1 ± 1,10
9	8,3 ± 0,94	8,1 ± 1,16
10	9,3 ± 0,93	9,1 ± 1,20
11	10,3 ± 0,86	10,1 ± 1,14
12	11,2 ± 0,91	11,1 ± 1,09
13	12,6 ± 1,02	12,6 ± 0,81
14	13,8 ± 1,12	13,4 ± 0,89
15	14,8 ± 1,16	13,4 ± 0,89
16	15,8 ± 1,15	15,7 ± 1,22
17	16,6 ± 0,95	16,8 ± 1,23
18	17,3 ± 0,73	17,9 ± 1,02
19	17,7 ± 0,31	18,7 ± 0,62
20	17,9 ± 0,31	18,9 ± 0,36

bisher für die Daten von Thiemann u. Nitz (1991) noch keine Algorithmen für die Berechnung der Wachstumsprognose zur Verfügung.

Werden die Abweichungen der Mittelwerte und Streuungen nicht berücksichtigt, können Reifungsstörungen oder hormonelle Abweichungen vorgetäuscht werden, wie an der Epiphysiolysis capitis femoris (Exner 1986) oder am Morbus Perthes demonstriert (Exner u. Schreiber 1986). Eine größere vergleichende Studie zu den Abweichungen mitteleuropäischer Kinder von den Daten von Greulich u. Pyle (1959) wurde von Cole et al. (1988) publiziert. Diese Daten geben das durchschnittliche mittlere chronologische Alter von Kindern an, bei denen das entsprechende Knochenalter aus dem Atlas von Greulich u. Pyle (1959) gefunden wurde; sie werden neben den Originalknochenaltern von Greulich u. Pyle (1959) in Abb. 3.1-3.11 angegeben. Die Abb. 3.1-3.11 zeigen Vergleichsröntgenbilder zur Bestimmung des Handskelettalters. Angegeben sind die zugehörigen Skelettalter für Mädchen und Knaben, bestimmt nach dem Atlas von Greulich u. Pyle (1959) sowie unter Berücksichtigung der Korrekturangaben von Cole et al. (1988); „% Erwachsenengröße" bezieht sich auf die Daten von Bailey u. Pinneau (1952) ohne wesentliche Abweichung des Skelettalters vom chronologischen Alter (Kap. 4). Die in diesen Abbildungen wiedergegebenen Handskelette sollen eine rasche Orientierung in der Praxis erlauben. Das Knochenalter, bestimmt nach der Methode und den Standards von Greulich u. Pyle (1959), ist die Basis zur Berechnung der Prognose für die Erwachsenengröße nach Bailey u. Pinneau (1952); diese Methode wird in Kap. 4 dargestellt. Neben den Knochenaltern ist angegeben, wieviel Prozent der nach Bailey u. Pinneau (1952) zu erwartenden Erwachsenengröße bei unwesentlicher Abweichung des Knochenalters, bestimmt nach den Originaldaten von Greulich u. Pyle (1959), vom chronologischen Alter erreicht wurden.

Weitere Angaben zu Normalwerten im Handskelettalter in verschiedenen Populationen finden sich bei Karlberg et al. (1976).

Anzumerken ist noch, dass das Wachstum der Wirbelsäule über den Zeitpunkt der Fusion der Epiphysen im Handwurzel- und Handskelettbereich hinausreicht (bei Knaben durchschnittlich 14 mm, bei Mädchen 6 mm im ersten Jahr nach Fusion; Howell et al. 1991). Dies kann für die Beurteilung der Progression einer Skoliose Bedeutung haben.

Eine einfache Orientierungshilfe bietet die Beobachtung des Os sesamoideum des Daumengrundgelenks; bei Mädchen erscheint dieses in einem Skelettalter von rund 11 Jahren, bei Knaben von rund 13 Jahren.

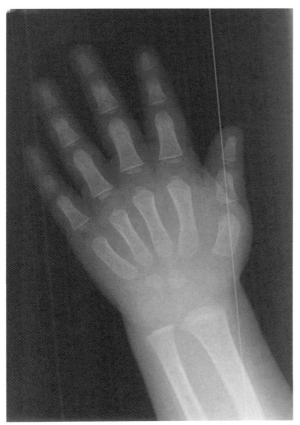

Abb. 3.**1** Bestimmung des Handskelettalters aus dem Röntgenbild (Abb. 3.**1**–3.**11**). Im Bereich der Handwurzel sind die Ossifikationszentren der Ossa capitatum, hamatum und triquetrum (eben sichtbar) vorhanden: Die Ossifikationskerne der Epiphysen von Metacarpalia und Phalangen sind noch nicht vollständig vorhanden, der Ossifikationskern der distalen Radiusepiphyse ist sichtbar.

	Skelettalter (Jahre)	
	Originaldaten	Neue Daten
	Greulich u. Pyle 1959	Cole et al. 1988
Mädchen	1,7	2,0
Knaben	2,5	2,8

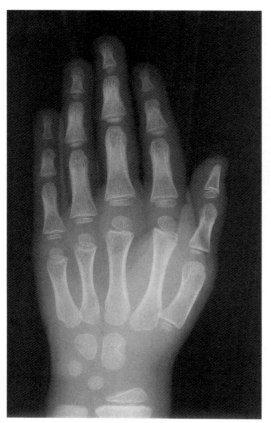

Abb. 3.2   Im Bereich der Handwurzel sind die Ossifikationskerne der Ossa capitatum, hamatum, triquetrum und lunatum vorhanden. Ossifikationskerne im Bereich der Phalangen und Metacarpalia sind (zumindest knapp) sichtbar, der Ossifikationskern der distalen Radiusepiphyse hat sich weiterentwickelt.

	Skelettalter (Jahre) Originaldaten Greulich u. Pyle 1959	Neue Daten Cole et al. 1988
Mädchen	3	3,5
Knaben	3,5	3,9

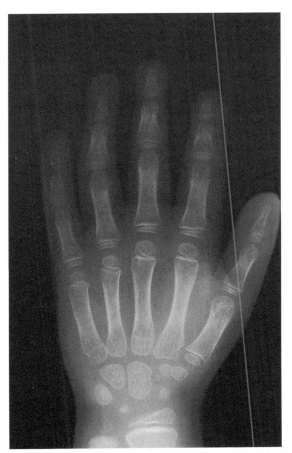

Abb. 3.**3**   Im Bereich der Handwurzel sind jetzt bis auf das Os pisiforme alle Ossifikationskerne sichtbar. Der Ossifikationskern der Ulnarepiphyse ist noch nicht vorhanden, alle Ossifikationskerne von Metacarpalia und Phalangen sind gut sichtbar entwickelt.

	Skelettalter (Jahre) Originaldaten Greulich u. Pyle 1959	Neue Daten Cole et al. 1988
Mädchen	4,5	5,0
Knaben	5,5	6,0

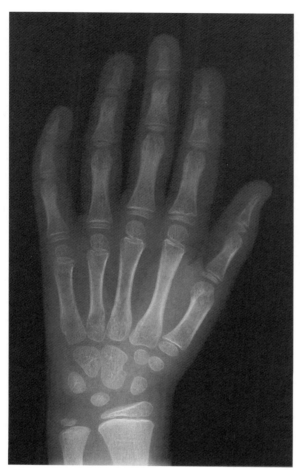

Abb. 3.**4**   Der Ossifikationskern der Ulna ist eben aufgetreten, die Ossifikationskerne von Metacarpalia und Phalangen haben noch nicht die Breite der Metaphysen vollständig erreicht, die Formgebung der Ossifikationskerne im Handwurzelbereich ist weiter vorangeschritten.

	Skelettalter (Jahre)	
	Originaldaten Greulich u. Pyle 1959	Neue Daten Cole et al. 1988
Mädchen	5,5	6,0
Knaben	6,5	7,0

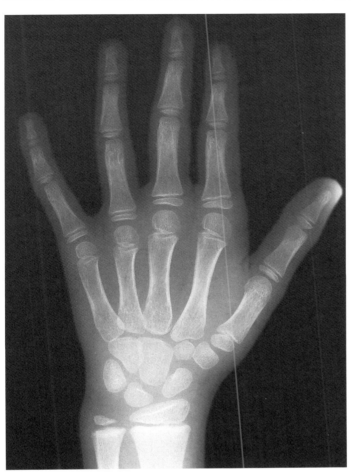

Abb. 3.**5** Die Formgebung der Handwurzelknochen wird jetzt zunehmend markanter. Die Formgebung der epiphysären Ossifikationszentren der Metacarpalia und Phalangen hat begonnen, ebenso wie diejenige des Radius.

	Skelettalter (Jahre)		% Erwachsenengröße*		
	Originaldaten	Neue Daten	Bailey u. Pinneau 1952		
	Greulich u. Pyle 1959	Cole et al. 1988	verzögert	gleich	akzeleriert
Mädchen	7,0	7,6	77	76	71
Knaben	8,3	8,9	76	73	70

* Differenz zwischen chronologischem Alter und Skelettalter < 1 Jahr. Verzögert: chronologisches Alter gegenüber Skelettalter um mehr als 1 Jahr zurückliegend; akzeleriert: chronologisches Alter gegenüber Skelettalter um mehr als 1 Jahr vorauseilend; eine weitere Interpolation ist nicht zulässig, siehe auch Tabelle 4.**1**.

Abb. 3.**6**   Die Ossifikationszentren der Epiphysen von Phalangen und Metacarpalia haben nun allesamt die Breite ihrer zugehörigen Metaphysen erreicht. Die Formgebung der Gelenkpartner wird zunehmend deutlicher, die Konturen der Handwurzelknochen sind deutlich ausgeprägt, das Os pisiforme ist erkennbar, die Ulnarepiphyse zeigt eine beginnende Konkavität.

	Skelettalter (Jahre)		% Erwachsenengröße*		
	Originaldaten	Neue Daten	Bailey u. Pinneau 1952		
	Greulich u. Pyle 1959	Cole et al. 1988	verzögert	gleich	akzeleriert
Mädchen	8,5	9,3	82	81	77
Knaben	10,0	10,8	81	78	75

* Differenz zwischen chronologischem Alter und Skelettalter < 1 Jahr. Verzögert: chronologisches Alter gegenüber Skelettalter um mehr als 1 Jahr zurückliegend; akzeleriert: chronologisches Alter gegenüber Skelettalter um mehr als 1 Jahr vorauseilend; eine weitere Interpolation ist nicht zulässig, siehe auch Tabelle 4.**1**.

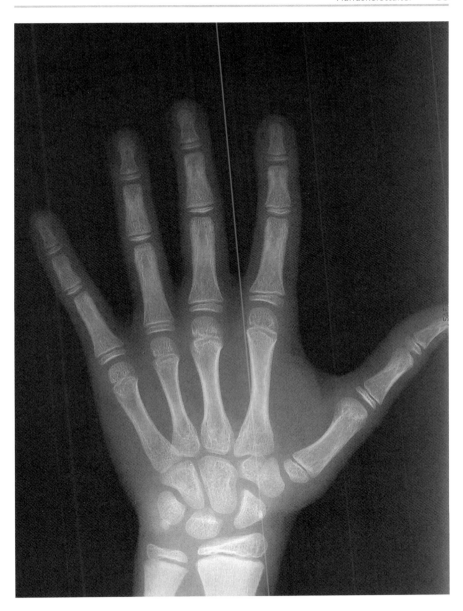

Abb. 3.**7**   Die Epiphysenossifikationszentren der Metacarpalia und Phalangen sind nun breiter als die zugehörigen Metaphysen, „überdachen" diese jedoch noch nicht. Im Bereich der Handwurzel ist jetzt der Hamulus des Os hamatum deutlich abgezeichnet, Radius und Ulna haben sich weiterentwickelt.

	Skelettalter (Jahre)		% Erwachsenengröße*		
	Originaldaten	Neue Daten	Bailey u. Pinneau 1952		
	Greulich u. Pyle 1959	Cole et al. 1988	verzögert	gleich	akzeleriert
Mädchen	10,5	11,3	90	88	86
Knaben	12,5	13,4	86	85	83

* Differenz zwischen chronologischem Alter und Skelettalter < 1 Jahr. Verzögert: chronologisches Alter gegenüber Skelettalter um mehr als 1 Jahr zurückliegend; akzeleriert: chronologisches Alter gegenüber Skelettalter um mehr als 1 Jahr vorauseilend; eine weitere Interpolation ist nicht zulässig, siehe auch Tabelle 4.**1**.

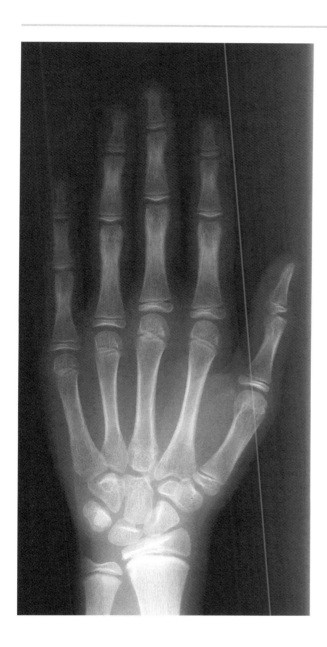

Abb. 3.**8**   Die Epiphysen der Metacarpalia und Phalangen „überdachen" nun die Metaphysen, das Os sesamoideum des Daumens ist nun deutlich sichtbar ossifizert, die Handwurzelknochen haben weitgehend ihre definitive Form angenommen, der Processus styloideus ulnae ist deutlich ausgeformt. Alle Epiphysenfugen sind noch offen, die distale Daumenphalanxepiphyse erscheint nur projektionsbedingt verschlossen.

	Skelettalter (Jahre)		% Erwachsenengröße*		
	Originaldaten	Neue Daten	Bailey u. Pinneau 1952		
	Greulich u. Pyle 1959	Cole et al. 1988	verzögert	gleich	akzeleriert
Mädchen	11	13,5	92	91	88
Knaben	13,5	14,5		90	88

* Differenz zwischen chronologischem Alter und Skelettalter < 1 Jahr. Verzögert: chronologisches Alter gegenüber Skelettalter um mehr als 1 Jahr zurückliegend; akzeleriert: chronologisches Alter gegenüber Skelettalter um mehr als 1 Jahr vorauseilend; eine weitere Interpolation ist nicht zulässig, siehe auch Tabelle 4.**1.**

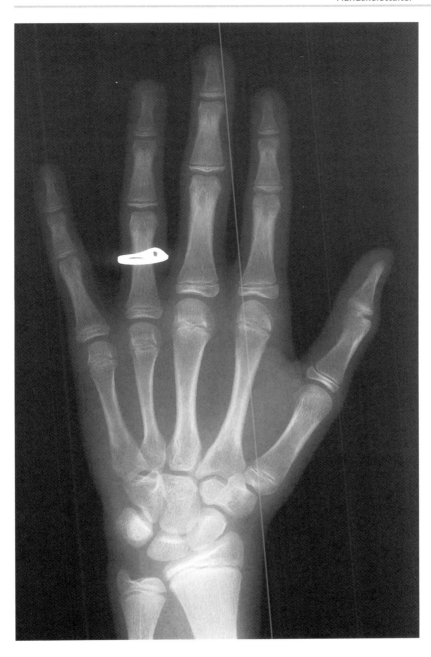

Abb. 3.**9** Im Bereich der Handwurzel hat das Os pisiforme seine definitive Größe und Formgebung erreicht, die Formgebung der Epiphysenfugen von Radius, Ulna, Metacarpalia und Phalangen (alle noch offen) ist markanter geworden, alle umfassen nun deutlich ihre zugehörigen Metaphysen.

	Skelettalter (Jahre)		% Erwachsengröße*		
	Originaldaten	Neue Daten	Bailey u. Pinneau 1952		
	Greulich u. Pyle 1959	Cole et al. 1988	verzögert	gleich	akzeleriert
Mädchen	12,5	13,5	95	94	92
Knaben	14	15		93	91

* Differenz zwischen chronologischem Alter und Skelettalter < 1 Jahr. Verzögert: chronologisches Alter gegenüber Skelettalter um mehr als 1 Jahr zurückliegend; akzeleriert: chronologisches Alter gegenüber Skelettalter um mehr als 1 Jahr vorauseilend; eine weitere Interpolation ist nicht zulässig, siehe auch Tabelle 4.**1**.

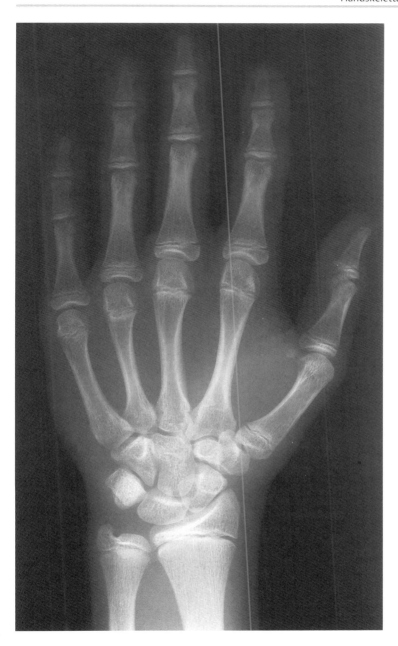

Abb. 3.**10**   Die Handwurzelknochen haben Größe und Formgebung des Erwachsenenskeletts erreicht, die Fusion der Epiphysenfugen im Bereich der Fingerendphalangen und des Metacarpale 1 hat begonnen.

	Skelettalter (Jahre)		% Erwachsenengröße*		
	Originaldaten	Neue Daten	Bailey u. Pinneau 1952		
	Greulich u. Pyle 1959	Cole et al. 1988	verzögert	gleich	akzeleriert
Mädchen	13,5	14,5	98	97	96
Knaben	15	16,1		97	96

* Differenz zwischen chronologischem Alter und Skelettalter < 1 Jahr. Verzögert: chronologisches Alter gegenüber Skelettalter um mehr als 1 Jahr zurückliegend; akzeleriert: chronologisches Alter gegenüber Skelettalter um mehr als 1 Jahr vorauseilend; eine weitere Interpolation ist nicht zulässig, siehe auch Tabelle 4.**1**.

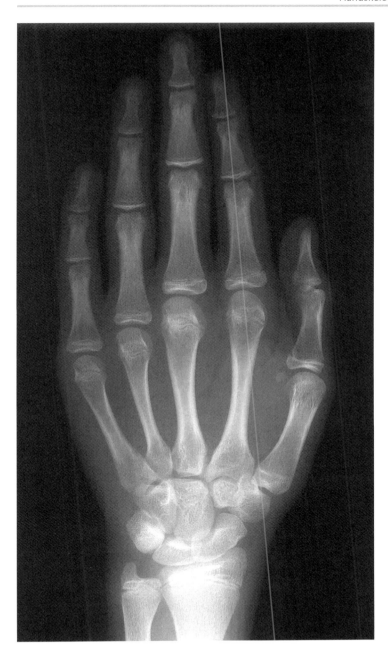

Abb. 3.**11**   Alle Epiphysenfugen – bis auf diejenigen von Radius und Ulna – sind bereits geschlossen, Ulna und Radius fusionieren. Das Wachstum kann als praktisch abgeschlossen angesehen werden.

Skelettalter (Jahre)		% Erwachsenengröße*		
Originaldaten	Neue Daten	Bailey u. Pinneau 1952		
Greulich u. Pyle 1959	Cole et al. 1988	verzögert	gleich	akzeleriert

	Skelettalter (Jahre) Originaldaten Greulich u. Pyle 1959	Neue Daten Cole et al. 1988	verzögert	gleich	akzeleriert
Mädchen	15	16,1		99	
Knaben	17	18,2		99	

* Differenz zwischen chronologischem Alter und Skelettalter < 1 Jahr. Verzögert: chronologisches Alter gegenüber Skelettalter um mehr als 1 Jahr zurückliegend; akzeleriert: chronologisches Alter gegenüber Skelettalter um mehr als 1 Jahr vorauseilend; eine weitere Interpolation ist nicht zulässig, siehe auch Tabelle 4.**1**.

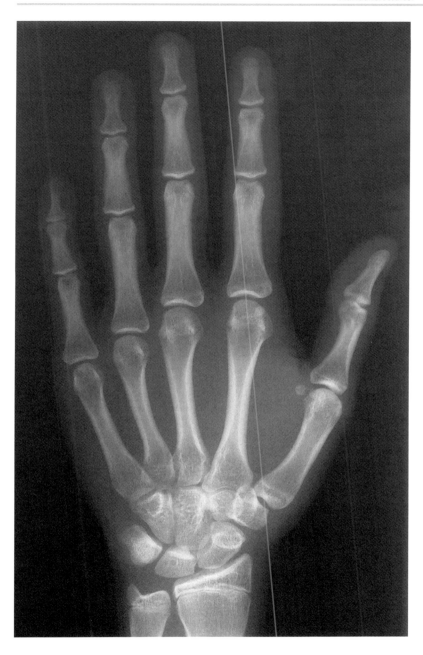

Entwicklung der Beckenkammapophysen (Risser-Zeichen)

Die Ossifikation der Beckenkammapophysen und deren Fusion sind einfach zu erfassende Zeichen der Skelettreifung, beschrieben von Risser (1958). Eine erste vergleichende Untersuchung für die Entwicklung der Beckenkammapophysen in Beziehung zum Skelettalter wurde von Anderson et al. (1965) vorgenommen. Korrelationsanalysen (Exner et al. 1985) zeigten engere Beziehungen zwischen der Entwicklung der Beckenkammapophysen und dem Skelettalter als dem chronologischen Alter. Weitere Daten sind bei Biondi et al. (1985) und bei Scoles et al. (1988) zu finden und wurden auch in einer weiteren größeren Serie von Little und Sussmann (1994) bestätigt. Nach Ansicht des Autors ist es nicht sinnvoll, die Beckenkammapophysen zur Erfassung des Skelettalters anstelle einer Hand zu röntgen; sind die Beckenkammapophysen jedoch z. B. auf einem Wirbelsäulenbild mit abgebildet, kann gegebenenfalls auf ein zusätzliches Röntgenbild der Hand verzichtet werden. In Abb. 3.12 ist die aus Gründen der Linearität vom Autor modifizierte, vereinfachte Einteilung der Entwicklung der Beckenkammapophysen in 3 Stadien zusammen mit den zugehörigen Handskelettaltern, bestimmt nach der Originalmethode von Greulich u. Pyle (1959), für Mädchen nach den Daten von Exner et al. (1987) und für Knaben nach unpublizierten Daten (Exner) an Knaben mit Skoliose wiedergegeben.

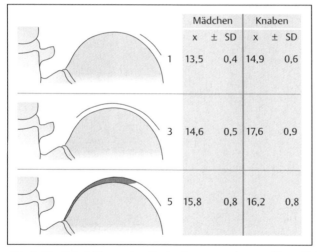

		Mädchen		Knaben	
		x	± SD	x	± SD
1		13,5	0,4	14,9	0,6
3		14,6	0,5	17,6	0,9
5		15,8	0,8	16,2	0,8

Abb. 3.12 Entwicklung der Beckenkammapophysen (Risser-Zeichen) in Beziehung zum Skelettalter (Greulich u. Pyle 1959; Originalmethode), n = 10 in jeder Gruppe (SD: Standard Deviation = Standardabweichung).

Postnatale Entwicklung verschiedener weiterer Ossifikationszentren

Verschiedene Studien haben das Auftreten von Ossifikationszentren erfasst. Die Darstellung in Abb. 3.**13** (nach Hansman 1962) erlaubt eine rasche Information. Bei Hansman (1962) sind auch statistische Daten zum Erscheinen der Ossifikationskerne sowie deren Fusion zu finden. Weitere statistische Daten mit Perzentilen zum Auftreten von postnatalen Ossifikationszentren liegen von Garn vor (wiedergegeben bei Ozonoff 1992).

Verschiedene weitere Autoren haben sich mit diesem Problem befasst (Sontag et al. 1939, Girdany u. Golden 1952, Thiermann u. Nitz 1991), wo auch Daten zu speziellen Fragen - z. B. Wirbelentwicklung - zu finden sind.

In Abb. 3.**14** sind Zeitpunkte für das Auftreten verschiedener sekundärer Ossifikationszentren und die Fusion der entsprechenden Epiphysenfugen bzw. Apophysen nach J. A. Ogden in der Modifikation von von Laer (1986) wiedergegeben.

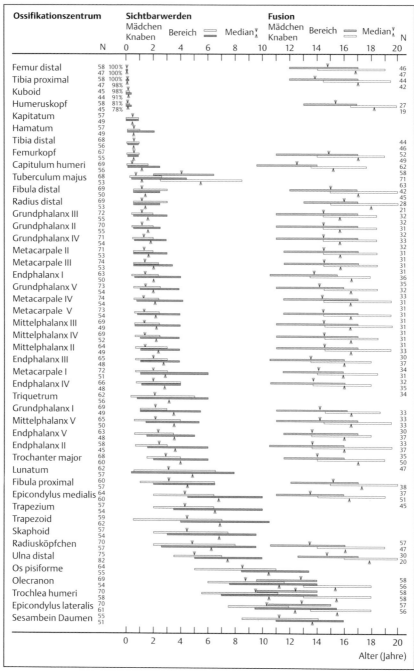

Abb. 3.**13** Auftreten und Fusion verschiedener Ossifikationszentren. Mediane (markiert durch Pfeile) und Streubereiche für den Zeitpunkt des Sichtbarwerdens (obere schräg gestreifte Balken für Mädchen, untere massive Balken für Knaben) sowie für die Fusion (obere schräg gestreifte Balken für Mädchen, untere unterbrochene Balken für Knaben) verschiedener Ossifikationszentren (modifiziert nach Hansman 1962).

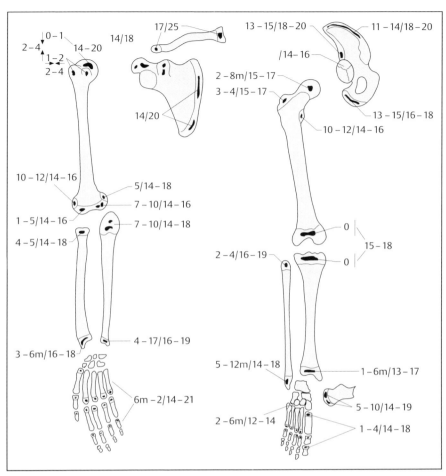

Abb. 3.14 Zeitpunkt des Auftretens (links vom Schrägstrich) sekundärer Ossifikationszentren und der späteren Fusion (rechts vom Schrägstrich) verschiedener Epiphysen bzw. Apophysen und Fusion (nach von Laer 1986). Die Zahlen mit „m" geben das Alter in Monaten an, die Zahlen ohne Bezeichnung das Alter in Jahren.

4 Voraussage der Erwachsenengröße

> **Klinische Bedeutung**
>
> Die Prognose für die bei Abschluss des Wachstums zu erreichende Größe hat vielseitige Bedeutung. Oft möchte der Patient einfach die Information haben, wie groß er werden wird. Bei Störungen des Wachstums und Maßnahmen, dieses zu modifizieren (z. B. Großwuchs- und Kleinwuchsbehandlung), sind die Kalkulationen Voraussetzung für die Planung der Therapie und die Prüfung des Erreichten.
>
> In der Orthopädie sind diese Berechnungen unabdingbar notwendig für jede Planung eines korrigierenden Eingriffs am wachsenden Skelett.
>
> Besonderer Beachtung bedarf aber die Berücksichtigung der Ungenauigkeit der Prognoseerstellung; sie ist umso größer, je weiter das Kind noch vom Wachstumsabschluss entfernt ist.
>
> Die so genannte Zielgröße ist ebenfalls eine wichtige Orientierung. Aufgrund der Tatsache, dass Männer um 12 cm größer als Frauen sind, „erben" Töchter die Größe von der Mutter und die Größe des Vaters + 12 cm, Söhne die Größe des Vaters und die Größe der Mutter + 12 cm. Der Streubereich um diese Zielgröße für normal entwickelte Kinder ist allerdings mit ±8 cm groß. Söhne einer Mutter mit einer Größe von 170 cm und eines Vaters mit einer Größe von 184 cm haben deshalb im Mittel eine Körperhöhe von 183 cm (Berechnung: 170 cm + 12 cm + 184 cm/2; Streubereich: 175 bis 191 cm) zu erwarten, Töchter eine Körperhöhe von 171 cm (170 cm + 184 cm 12 cm/2; Streubereich: 163 bis 179 cm).

Die Berechnung der zu erwartenden Erwachsenenkörperhöhe hat Bedeutung für verschiedene Fragestellungen. Einerseits kann einfach die Frage nach der Endhöhe bestehen, z. B. bei Groß- oder Kleinwuchs. Andererseits kann die Berechnung der Prognose für das noch zu erwartende Wachstum die Basis dafür sein, die weitere Entwicklung einer Gliedmaßenlängendifferenz oder Achsabweichung bis Wachstumsabschluss vorauszusagen und dadurch Korrektureingriffe vor Wachstumsabschluss planen zu können.

Das Wachstum und die schließlich erreichte Körperhöhe nach Wachstumsabschluss sind in erster Linie durch genetische Faktoren bestimmt, zu denen die Körperhöhe von Eltern und Geschwistern wichtige Hinweise geben können. Die „Verwirklichung" dieser Anlagen kann durch Einflüsse während des Wachstums, wie Lebensumstände und Ernährung, moduliert werden. Die Erwachsenenkörperhöhe ist danach durch genetische Voraussetzungen und externe Einflüsse bestimmt. Die prognostischen Berechnungen basieren in erster Linie auf der bereits erreichten Körperhöhe, die Ausdruck des bereits ausgeschöpften Wachstumspotenzials ist und Rückschlüsse auf die Wachstumsdynamik zulässt. Logischerweise ist die Voraussage der Erwachsenenkörperhöhe umso genauer, je näher der Wachstumsabschluss ist.

Der einfachste Weg, sich über das Wachstum zu informieren, ist ein Blick in die Wachstumskurven (Kap. 1), die aufgrund des entsprechenden Kurvenverlaufs bis in das Erwachsenenalter eine Orientierung vermitteln. Der Wachstumsabschluss wird jedoch von dem individuell sehr verschiedenen (späten oder frühen) Eintreten sowie dem Verlauf der Pubertät und der unterschiedlichen Höhe des Pubertätswachstumsschubs bestimmt; diese Methode der Orientierung anhand der Wachstumskurven allein muss deshalb relativ ungenau sein. Da die körperliche Reifung mit der Skelettreifung besser korreliert als mit dem chronologischen Alter, erlaubt das Einbeziehen des Knochenalters eine wesentlich exaktere Voraussage. Eine weitere Steigerung der Genauigkeit kann durch die Mitbewertung anderer Faktoren (z. B. genetische Faktoren durch Einbeziehung der Elterngrößen, externe Einflüsse durch Mitbewertung des Körpergewichts) erwarten lassen (Tanner et al. 1983, Roche et al. 1975, Karlberg et al. 1994). Aufgrund bisheriger Erfahrungen ist mittels aufwändigerer Berechnungen eine Steigerung der Genauigkeit jedoch nur für spezielle Situationen erreichbar (Zachmann et al. 1978), sodass hier nur die einfachste und für die Fragestellungen in der Routine universellste Methode (Bailey u. Pinneau 1952) dargelegt werden soll, welche auch die geringste Verzerrung bei Patienten mit verschiedenen pathologischen Zuständen ausweist.

Voraussage der Erwachsenenstehhöhe (nach Bailey u. Pinneau 1952). Zur Bestimmung werden benötigt:

- die Stehhöhe,
- das Handskelettalter nach den Originaldaten von Greulich u. Pyle (1959),
- die Differenz zwischen chronologischem Alter und Handskelettalter.

Entsprechend diesen Daten geht man in Tab. 4.1 (beachte die Unterschiede zwischen Knaben und Mädchen) in die Reihe für das entsprechend bestimmte Skelettalter ein. Ist die Differenz zwischen Skelettalter und chronologischem Alter <1 Jahr, sucht man unter „normal" den zugehörigen Prozentsatz der erreichten Erwachsenenhöhe auf. Ist die Differenz zwischen Skelettalter und chronologischem Alter > 1 Jahr, so gilt entweder der Prozentsatz für „verfrüht" (für ein akzeleriertes Skelettalter) oder der Prozentsatz für „verzögert" (für ein retardiertes Skelettalter). Eine weitergehende Interpolation ist nicht zulässig, da die Daten unabhängig vom Ausmaß der Abweichung so abgeleitet wurden.

Die Berechnung ergibt sich dann folgendermaßen:

$$\text{Erwachsenenhöhe (cm)} = \frac{\text{Stehhöhe (cm)} \times 100}{\%}$$

Beispiel. Ein Mädchen mit einem chronologischen Alter von 10 Jahren und einer Stehhöhe von 150 cm sowie einem Handskelettalter nach Greulich u. Pyle (1959; Originaldaten) von 10,5 Jahren hat demnach, laut „% der zu erwartenden Erwachsenenhöhe" aus Tab. 4.1 für Mädchen, Spalte „normal", 88,4 % erreicht. Die mittlere zu erwartende Körperhöhe bei Wachstumsabschluss beträgt:

$$\frac{150 \times 100}{88,4} \text{ cm} = 169,7 \text{ cm}.$$

Der „Fehler" und die „Fehlerrichtung" (ob über- oder unterschätzt wird) hängt ab sowohl von der Methode der Wachstumsprognose als auch vom Problem des Patienten (Großwuchs oder Kleinwuchs). Angaben hierzu finden sich bei Zachmann et al. (1978), Roche et al. (1975) und Brämswig et al. (1990). Bei 10-jährigen Kindern liegt der „Fehler" in einer Größenordnung von ±5 cm (±2 Standardabweichungen): Wie oben erwähnt, nimmt logischerweise die Genauigkeit bis Wachstumsabschluss zu.

Tab. 4.1   Prognose der Erwachsenenkörperhöhe
(vereinfachte Tabelle nach Bailey u. Pinneau 1952)
Die Prozentangaben beziffern, wieviel der zu erwartenden Erwachsenenhöhe bei entsprechendem Handskelettalter (bestimmt nach den Originaldaten von Greulich u. Pyle 1959) erreicht wurde. Die Werte der Kolonne „normal" sind einzusetzen, wenn die Abweichung des Skelettalters vom chronologischen Alter weniger als ± 1 Jahr beträgt, in die Kolonne „akzeleriert" ist einzugehen, wenn das Skelettalter um mehr als 1 Jahr voraneilt, in die Kolonne „retardiert", wenn das Skelettalter um mehr als 1 Jahr zurückliegt (siehe auch Text).

Skelettalter (Jahre)	% der zu erwartenden Erwachsenenhöhe für Differenz zum chronologischen Alter		
	normal	akzeleriert	retardiert
Mädchen			
6,0	72,0		73,3
6,5	73,8		75,1
7,0	75,7	71,2	77,0
7,5	77,2	73,2	78,8
8,0	79,0	75,0	80,4
8,5	81,0	77,1	82,3
9,0	82,7	79,0	84,1
9,5	84,4	80,9	85,8
10,0	86,2	82,8	87,4
10,5	88,4	85,6	89,6
11,0	90,6	88,3	91,8
11,5	91,4	89,1	92,6
12,0	92,2	90,1	93,2
12,5	94,1	92,4	94,9
13,0	95,8	94,5	96,4
13,5	97,4	96,3	97,7
14,0	98,0	97,2	98,3
14,5	98,6	98,0	98,9
15,0	99,0	98,6	99,4
15,5	99,3	99,0	99,6
16,0	99,6	99,3	99,8
Knaben			
6,0			68,0
6,5			70,0
7,0	69,5	67,0	71,8
7,5	70,9	68,3	73,8
8,0	72,3	69,6	75,6
8,5	73,9	70,9	77,3
9,0	75,2	72,0	78,6
9,5	76,9	73,4	80,0
10,0	78,4	74,7	81,2
10,5	79,5	75,8	81,9
11,0	80,4	76,7	82,3
11,5	81,8	78,6	83,2
12,0	83,4	80,9	84,5
12,5	85,3	82,8	86,0
13,0	87,6	85,0	88,0
13,5	90,2	87,5	
14,0	92,7	90,5	
14,5	94,8	93,0	
15,0	96,8	95,8	
15,5	97,6	97,1	
16,0	98,2	98,0	
16,5	98,7	98,7	
17,0	99,1	99,0	
17,5	99,4		

5 Wachstum der oberen Extremitäten

Klinische Bedeutung

Normalwerte für die Armlänge, aufgeschlüsselt nach Proportionen für Ober- und Unterlänge, haben in erster Linie Bedeutung für die Diagnostik von Skelettdysplasien, z. B. zur Einschätzung einer Verkürzung der Oberlänge (rhizomeler Typ).
Analysen von Wachstumsdaten nach Epiphysenfugenschädigungen (z. B. Osteomyelitis, Trauma, Tumoren) haben Relevanz für die Planung von Verlängerungen, insbesondere für das potenziell relative Wachstum der paarig angelegten Unterarmknochen).

Längenwachstum des Armes

Die Längenmaße des Armes haben Bedeutung in der Erfassung der Körperproportionen. Wegen der sehr unterschiedlichen Beteiligung der einzelnen Wachstumsfugen am Wachstum der einzelnen Knochen sind die Daten zur Beurteilung des zu erwartenden Fehlwachstums nach Epiphysenfugenverletzungen oder krankhaften Störungen (z. B. multiple kartilaginäre Exostosen) insbesondere im Ellenbogen- und Handgelenkbereich wichtig. Die Technik der Längenmessung ist in Abb. 5.**1** dargestellt, Armlängen von Mädchen und Knaben zeigt Tab. 5.**1**.

Längenwachstum von Humerus, Radius und Ulna

Für Normalwerte der Längen der einzelnen Knochen wurden hier die Daten von Maresh (1943, 1955) herangezogen. Die Daten stammen aus einer longitudinalen Wachstumsstudie von nordamerikanischen Kindern nordeuropäischer Abstammung, die zwischen 1935 und 1967 röntgenologisch dokumentiert wurden. Die Daten wurden in Perzentilen publiziert. Sie sind jedoch von aktuellem Interesse, da aus diesem Material unlängst weitere Daten zur Wachstumsprognose der einzelnen Knochen sowie proximaler und distaler Epiphysenfugen publiziert wurden (Pritchett 1988).

Wie am Bein sind proximale und distale Wachstumszonen unterschiedlich am Gesamtlängenwachstum des Armes beteiligt. Während am Bein das Hauptwachstum im kniegelenknahen Bereich liegt, sind am Arm die Hauptwachstumszonen die proximale Humerusepiphyse und die handgelenknahen Epiphysen von Radius und Ulna. Die Prozentangaben in Abb. 5.**2** sind übernommen von Pritchett (1991), sie wurden aus den Distanzen zwischen Epiphysenfugenplatte und Foramen nutritium der Knochen ermittelt.

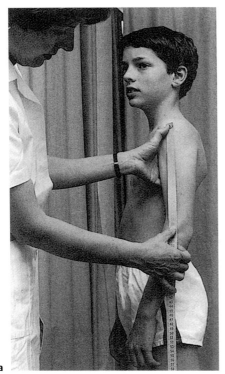
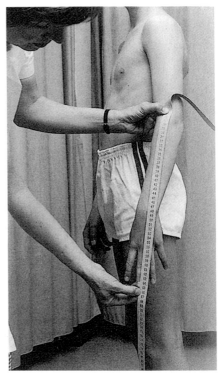

a   b

Abb. 5.**1** **Technik der Längenmessung.** Gemessen wird in 2 Schritten vom lateralen Akromionrand zum Epicondylus humeri radialis (a) und danach bis zum Fingernagel des Mittelfingers (b).

Wird das Wachstum von Ober- und Unterarm als Ganzes betrachtet, dann belaufen sich die Anteile der einzelnen Wachstumsfugen wie folgt (Abb. 5.**2** links):

- Humerus proximal: 40 %,
- Humerus distal: 10 %,
- Radius proximal: 11 %,
- Radius distal: 39 %,
- Ulna proximal: 10 %,
- Ulna distal: 40 %.

Die prozentualen Anteile proximaler und distaler Wachstumsfugen am Wachstum der einzelnen Knochen sind aus der rechten Seite der Abb. 5.**2** zu ersehen.

Tab. 5.**1** **Armlängen von Mädchen und Knaben.** Mittelwerte ± Standardabweichung, n > 125 (Zürcher longitudinale Wachstumsstudie)

Alter (Jahre)	Mittelwerte ± Standardabweichung (cm)	
	Mädchen	Knaben
0,1	21,2 ± 1,5	21,5 ± 1,5
0,5	22,9 ± 1,7	23,7 ± 1,6
1,0	29,9 ± 1,7	31,1 ± 1,5
2,0	35,7 ± 1,7	37,0 ± 1,8
3,0	40,1 ± 1,7	41,3 ± 1,9
4,0	43,6 ± 2,0	44,7 ± 2,1
5,0	46,4 ± 2,1	47,7 ± 2,2
6,0	49,7 ± 2,2	50,9 ± 2,4
7,0	52,2 ± 2,3	53,5 ± 2,6
8,0	54,9 ± 2,5	56,2 ± 2,8
9,0	57,8 ± 2,6	59,1 ± 3,0
10,0	59,9 ± 2,7	61,3 ± 2,9
10,5	61,1 ± 2,9	62,2 ± 3,0
11,0	62,7 ± 2,8	63,4 ± 3,0
11,5	63,9 ± 3,2	64,6 ± 3,2
12,0	65,5 ± 3,3	66,0 ± 3,4
12,5	67,3 ± 3,4	67,6 ± 3,6
13,0	68,7 ± 3,3	69,3 ± 3,9
13,5	70,1 ± 3,1	71,4 ± 4,1
14,0	71,1 ± 2,9	73,4 ± 4,1
14,5	72,0 ± 3,0	74,8 ± 4,1
15,0	72,3 ± 3,0	76,5 ± 4,1
16,0	72,8 ± 3,1	78,7 ± 3,6
17,0	73,0 ± 3,2	79,3 ± 3,5
18,0	72,8 ± 3,2	79,7 ± 3,4
19,0	72,7 ± 3,1	79,9 ± 3,5
20,0	72,8 ± 3,1	79,9 ± 3,5

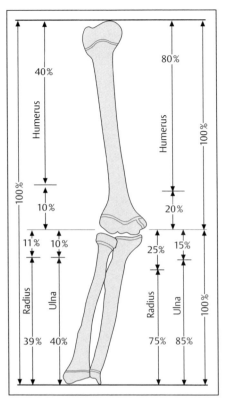

Abb. 5.**2 Durchschnittlicher prozentualer Beitrag der einzelnen Epiphysenfugen** am Gesamtlängenwachstum des Armes (links) und der einzelnen Knochen (rechts).

Wachstumskurven für Humerus, Radius und Ulna

Die Messwerte für die Knochenlängen der oberen Extremität werden hier neben den Wachstumskurven nicht zusätzlich wiedergegeben, da Mittelwerte und Standardabweichungen für rechnerische Zwecke nicht verfügbar sind. Die in Abb. 5.**3**-5.**8** gezeigten Wachstumskurven sind aus den longitudinalen Daten (n = 175) von Maresh (1955) konstruiert worden. Bis zum Alter von 10 Jahren wird die Distanz zwischen den Epiphysenfugen angegeben, danach zwischen der proximalsten und der distalsten ossären Begrenzung der Epiphysen.

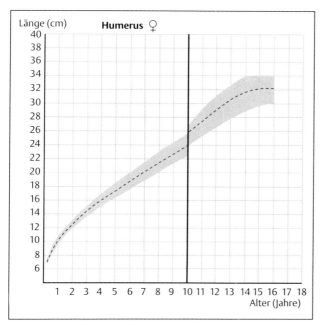

Abb. 5.**3** Perzentilenkurven für Humeruslänge, Mädchen (10.–90. Perzentile grau, 50. Perzentile gestrichelt). Bis zum Alter von 10 Jahren Distanz zwischen den Epiphysenfugen, danach einschließlich ossifizierter Epiphysenstrukturen (nach Maresh 1955).

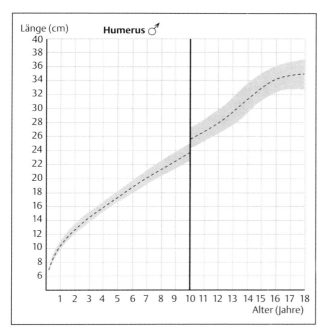

Abb. 5.**4** Perzentilenkurven für Humeruslänge, Knaben (10.–90. Perzentile grau, 50. Perzentile gestrichelt). Bis zum Alter von 10 Jahren Distanz zwischen den Epiphysenfugen, danach einschließlich ossifizierter Epiphysenstrukturen (nach Maresh 1955).

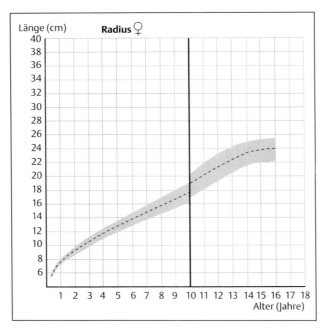

Abb. 5.**5**   Perzentilenkurven für Radiuslänge, Mädchen (10.–90. Perzentile grau, 50. Perzentile gestrichelt). Bis zum Alter von 10 Jahren Distanz zwischen den Epiphysenfugen, danach einschließlich ossifizierter Epiphysenstrukturen (nach Maresh 1955).

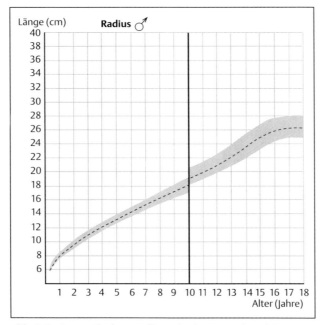

Abb. 5.**6**   Perzentilenkurven für Radiuslänge, Knaben (10.–90. Perzentile grau, 50. Perzentile gestrichelt). Bis zum Alter von 10 Jahren Distanz zwischen den Epiphysenfugen, danach einschließlich ossifizierter Epiphysenstrukturen (nach Maresh 1955).

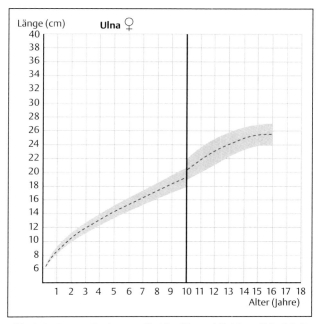

Abb. 5.**7** Perzentilenkurven für Ulnalänge, Mädchen (10.–90. Perzentile grau, 50. Perzentile gestrichelt). Bis zum Alter von 10 Jahren Distanz zwischen den Epiphysenfugen, danach einschließlich ossifizierter Epiphysenstrukturen (nach Maresh 1955).

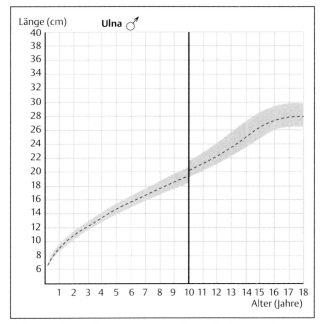

Abb. 5.**8** Perzentilenkurven für Ulnalänge, Knaben (10.–90. Perzentile grau, 50. Perzentile gestrichelt). Bis zum Alter von 10 Jahren Distanz zwischen den Epiphysenfugen, danach einschließlich ossifizierter Epiphysenstrukturen (nach Maresh 1955).

Verbleibendes Wachstum im Bereich der Ober- und Unterarmknochen in Abhängigkeit vom Skelettalter

Das noch zu erwartende Wachstum der Knochen des Armes, insbesondere in Bezug auf proximale und distale Wachstumsfugen, wurde aus den oben genannten Daten von Pritchett (1988) berechnet, wobei auf das Skelettalter nach Greulich u. Pyle (1959) bezogen wurde (Tab. 5.2-5.4). Während des Wachstums wandert die Ulna durch ein geringfügiges Mehrwachstum nach distal; im Alter von 5 Jahren liegt deshalb die distale Ulnaepiphyse ca. 6 mm proximal derjenigen des Radius, im Alter von 13 Jahren liegen beide auf gleicher Höhe (Pritchett 1996). Diese Daten erleichtern wesentlich die Abschätzung der Prognose bei Störungen. Wegen des engen Verbundes der Unterarmknochen durch die Membrana interossea und die Gelenkbandstrukturen kann jedoch nach Beobachtungen des Autors eine unverletzte Wachstumsfuge zumindest temporär durch Minderwachstum ihrer benachbarten Epiphyse gestört sein, sodass auch hier Prognosen erst nach Verlaufsbeobachtungen und mit der nötigen Vorsicht gestellt werden sollten.

Tab. 5.**2** **Verbleibendes Wachstum des Humerus (einschließlich Epiphysen) sowie proximaler und distaler Wachstumsfugen für das Skelettalter** nach Greulich u. Pyle (1959), basierend auf den Kurven von Pritchett (1988)

Skelettalter (Jahre)	Mittelwerte ± Standardabweichung (cm)		
	Ganzer Knochen	Proximale Fuge	Distale Fuge
	Humerus		
Mädchen (n = 121)			
7	9,5	7,8 ± 1,11	1,7 ± 0,22
8	8,2	6,7 ± 0,88	1,5 ± 0,17
9	7,0	5,7 ± 0,73	1,3 ± 0,15
10	5,9	4,8 ± 0,65	1,1 ± 0,15
11	4,4	3,6 ± 0,53	0,8 ± 0,10
12	2,7	2,2 ± 0,35	0,5 ± 0,08
13	1,2	1,0 ± 0,30	0,2 ± 0,07
14	0,6	0,5 ± 0,18	0,1 ± 0,03
Knaben (n = 123)			
7	12,6	10,3 ± 1,30	2,3 ± 0,30
8	11,3	9,3 ± 1,25	2,0 ± 0,27
9	10,1	8,3 ± 1,05	1,8 ± 0,22
10	9,0	7,4 ± 1,01	1,6 ± 0,20
11	7,8	6,4 ± 0,89	1,4 ± 0,20
12	6,6	5,4 ± 0,74	1,2 ± 0,15
13	5,1	4,2 ± 0,66	0,9 ± 0,15
14	3,3	2,7 ± 0,48	0,6 ± 0,10
15	1,8	1,5 ± 0,26	0,3 ± 0,06
16	0,7	0,5 ± 0,15	0,2 ± 0,05

Tab. 5.**3** **Verbleibendes Wachstum des Radius (einschließlich Epiphysen) sowie proximaler und distaler Wachstumsfugen für das Skelettalter** nach Greulich u. Pyle (1959), basierend auf den Kurven von Pritchett (1988)

Skelettalter (Jahre)	Mittelwerte ± Standardabweichung (cm)		
	Ganzer Knochen	Proximale Fuge	Distale Fuge
		Radius	
Mädchen (n = 121)			
7	7,3	1,8 ± 0,28	5,5 ± 0,75
8	6,2	1,6 ± 0,20	4,6 ± 0,63
9	5,3	1,3 ± 0,18	4,0 ± 0,55
10	4,6	1,1 ± 0,15	3,5 ± 0,48
11	3,4	0,9 ± 0,10	2,5 ± 0,35
12	2,0	0,5 ± 0,08	0,5 ± 0,25
13	1,1	0,3 ± 0,07	0,8 ± 0,25
14	0,6	0,1 ± 0,05	0,5 ± 0,20
Knaben (n = 123)			
7	9,6	2,4 ± 0,31	7,2 ± 0,90
8	8,7	2,2 ± 0,28	6,5 ± 0,88
9	7,7	2,0 ± 0,26	5,7 ± 0,75
10	7,2	2,0 ± 0,23	5,2 ± 0,69
11	6,0	1,5 ± 0,20	4,5 ± 0,60
12	4,8	1,2 ± 0,18	3,6 ± 0,50
13	3,7	1,0 ± 0,15	2,7 ± 0,45
14	2,3	0,6 ± 0,10	1,7 ± 0,36
15	1,4	0,3 ± 0,05	1,1 ± 0,19
16	0,5	0,1 ± 0,03	0,4 ± 0,10

Tab. 5.**4** **Verbleibendes Wachstum der Ulna (einschließlich Epiphysen) sowie proximaler und distaler Wachstumsfugen für das Skelettalter** nach Greulich u. Pyle (1959), basierend auf den Kurven von Pritchett (1988)

Skelettalter (Jahre)	Mittelwerte ± Standardabweichung (cm)		
	Ganzer Knochen	Proximale Fuge	Distale Fuge
		Ulna	
Mädchen (n = 121)			
7	7,9	1,5 ± 0,22	6,4 ± 0,95
8	6,7	1,3 ± 0,18	5,4 ± 0,75
9	5,6	1,1 ± 0,15	4,5 ± 0,63
10	4,5	0,9 ± 0,15	3,6 ± 0,63
11	3,4	0,7 ± 0,11	2,7 ± 0,43
12	2,1	0,4 ± 0,09	1,7 ± 0,33
13	1,0	0,2 ± 0,05	0,8 ± 0,28
14	0,6	0,1 ± 0,02	0,5 ± 0,15
Knaben (n = 123)			
7	10,5	2,0 ± 0,25	8,5 ± 1,00
8	9,4	1,8 ± 0,23	7,6 ± 1,00
9	8,3	1,6 ± 0,20	6,7 ± 0,90
10	7,9	1,5 ± 0,18	6,4 ± 0,75
11	6,7	1,3 ± 0,18	5,4 ± 0,75
12	5,4	1,0 ± 0,15	4,4 ± 0,65
13	4,2	0,8 ± 0,15	3,4 ± 0,40
14	2,9	0,5 ± 0,11	2,4 ± 0,25
15	1,5	0,3 ± 0,05	1,2 ± 0,25

6 Länge der Metacarpalia und der Phalangen

Klinische Bedeutung
Verschiedene Malformationssyndrome weisen Abnormitäten der Handknochen auf, die unter anderem die Länge der Handröhrenknochen beeinflussen können, z. B. Klinodaktylie/Brachymesophalangie des Kleinfingers bei Trisomie 21, Brachymetakarpie bei Pseudo- (und Pseudo-Pseudo-)Hypoparathyreoidismus und Ullrich-Turner-Syndrom. Die Längen der verschiedenen Handknochen können daher Indikatoren für verschiedene Krankheitsbilder sein und differenzialdiagnostische Bedeutung haben.

Normalwerte wurden von Garn et al. (1972) publiziert (Tab. 6.1). Hier werden von diesen Daten nur diejenigen für das Wachstum der Metacarpalia und des 2. Strahles wiedergegeben.

Die Messtechnik zur Bestimmung der Knochenlängen ist in Abb. 6.1 wiedergegeben. Die Normalwerte finden sich in Abb. 6.2 und Tab. 6.1.

Für die Längenmaße der Phalangen wird auf die Originalarbeit von Garn et al. (1972) verwiesen. Weitere ähnliche Daten wurden von Poznanski et al. (1971) für den Daumen, von Poznanski et al. (1978) für die Handwurzelknochen sowie von Snyder et al. (1977) und von Malina et al. (1974) für die äußeren Maße der Hand publiziert.

Auch nach Wachstumsabschluss halten Längenänderungen an, indem Mittel- und Endphalangen an Länge zunehmen, während die Metacarpalia eine Längenabnahme aufweisen (Harris et al. 1992, Behrenta u. Harris 1987).

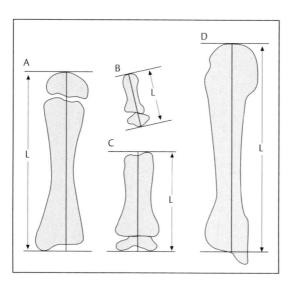

Abb. 6.1 Messmethode zur Längenbestimmung der Röhrenknochen der Hand (nach Garn et al. 1972). Außer für das Metacarpale V – bei dem der Processus styloideus nicht mitgemessen wird – gilt die maximale Länge einschließlich ossifizierter Epiphysenanteile (L: Länge, A: Metacarpalia I–IV, D: Metacarpale V, B u. C: Phalangen).

Tab. 6.**1** **Längen der Metacarpalia IV,** nach Garn et al. (1972). Mittelwert ± Standardabweichung; bis 10 Jahre: 124 > n 78, über 10 Jahre 85 > n > 30

Alter (Jahre)	Metacarpalia Länge, Mittelwerte ± Standardabweichung (mm)				
	I	II	III	IV	V
Mädchen					
2	19,9 ± 1,6	31,3 ± 1,9	29,4 ± 2,1	26,0 ± 1,9	23,7 ± 1,5
3	22,7 ± 1,6	35,2 ± 2,7	33,4 ± 2,9	29,6 ± 2,7	26,9 ± 2,1
4	24,8 ± 1,7	38,2 ± 2,3	36,3 ± 2,2	32,2 ± 2,0	29,4 ± 1,8
5	27,3 ± 1,8	42,2 ± 2,7	40,3 ± 2,7	35,6 ± 2,5	32,6 ± 2,0
6	29,6 ± 1,9	45,6 ± 3,2	43,3 ± 3,1	38,4 ± 2,7	35,1 ± 2,1
7	31,5 ± 2,0	48,1 ± 3,3	45,8 ± 3,1	40,5 ± 2,8	37,2 ± 2,4
8	33,5 ± 2,1	51,2 ± 3,3	48,7 ± 3,2	43,1 ± 3,0	39,4 ± 2,5
9	34,8 ± 2,4	52,6 ± 3,4	49,9 ± 3,2	44,3 ± 2,8	40,8 ± 2,5
10	37,4 ± 2,6	56,6 ± 4,1	53,6 ± 3,8	47,5 ± 3,5	43,8 ± 2,8
11	39,7 ± 3,0	59,9 ± 4,3	56,5 ± 4,0	50,2 ± 3,8	46,3 ± 2,9
12	42,0 ± 3,0	63,2 ± 4,4	59,5 ± 4,2	52,8 ± 3,7	48,7 ± 2,9
13	43,8 ± 2,7	66,2 ± 4,2	62,1 ± 4,0	55,1 ± 3,6	50,8 ± 2,8
14	44,4 ± 2,5	67,4 ± 3,9	63,4 ± 3,9	56,2 ± 3,6	52,1 ± 2,8
15	45,3 ± 2,4	68,1 ± 4,2	63,9 ± 3,9	56,9 ± 3,6	52,6 ± 3,0
16	45,0 ± 2,8	68,6 ± 4,3	64,3 ± 4,0	57,2 ± 3,9	52,8 ± 3,0

Tab. 6.**1** (Teil 2) **Längen der Metacarpalia IV,** nach Garn et al. (1972). Mittelwert ± Standardabweichung, n wie oben

Alter (Jahre)	Metacarpalia Länge, Mittelwerte ± Standardabweichung (mm)				
	I	II	III	IV	V
Knaben					
2	19,6 ± 1,3	30,6 ± 1,5	28,6 ± 1,3	25,5 ± 1,1	23,9 ± 1,6
3	22,0 ± 1,2	34,5 ± 1,7	32,3 ± 1,8	28,9 ± 1,5	26,3 ± 1,5
4	24,1 ± 1,6	37,9 ± 2,3	35,6 ± 2,3	31,7 ± 2,1	28,9 ± 1,1
5	26,7 ± 1,6	41,6 ± 2,7	39,3 ± 2,8	35,0 ± 2,5	32,1 ± 2,2
6	29,0 ± 1,7	44,9 ± 2,9	42,6 ± 2,9	37,9 ± 2,7	34,6 ± 2,2
7	30,9 ± 1,8	47,7 ± 2,8	45,3 ± 2,8	40,1 ± 2,5	36,7 ± 2,1
8	32,7 ± 2,1	50,2 ± 3,4	47,6 ± 3,5	42,2 ± 3,1	38,8 ± 2,5
9	34,4 ± 2,1	52,6 ± 3,0	49,8 ± 3,0	44,1 ± 2,8	40,6 ± 2,5
10	36,3 ± 2,3	55,0 ± 3,9	52,3 ± 3,7	46,5 ± 3,5	42,7 ± 2,9
11	38,2 ± 2,4	57,3 ± 3,5	54,6 ± 3,4	48,4 ± 3,1	44,6 ± 2,8
12	40,2 ± 2,7	60,6 ± 3,9	57,3 ± 4,0	51,0 ± 3,7	47,1 ± 3,2
13	42,5 ± 3,0	63,3 ± 5,1	59,5 ± 5,1	53,1 ± 4,6	49,1 ± 4,0
14	45,1 ± 2,8	67,1 ± 4,8	63,1 ± 4,9	56,4 ± 4,5	52,2 ± 3,9
15	47,6 ± 2,6	70,6 ± 4,3	66,7 ± 4,4	59,5 ± 4,1	55,4 ± 3,6
16	48,8 ± 2,3	73,3 ± 3,8	68,7 ± 4,1	61,5 ± 3,7	57,1 ± 2,8

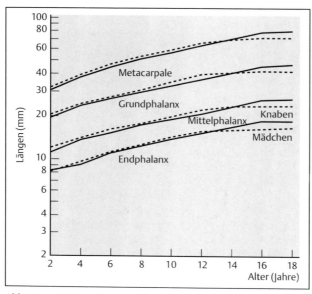

Abb. 6.2 Mittlere Längenmaße des Metacarpale und der Phalangen des Zeigefingers, semilogarithmisch (nach Garn et al. 1972). Das Längenwachstum der 4 verschiedenen Abschnitte erfolgt proportional zueinander.

Glenoidausrichtung

Die Lage der Gelenkfläche des Glenoid sowie die Torsionsverhältnisse des Humerus haben Bedeutung für die Stabilität des Schultergelenks und wahrscheinlich auch für die Disposition zu habitueller Luxation. Normalwerte zur Lage der Glenoidgelenkfläche wurden computertomographisch und kernspintomographisch von Mintzer et al. (1996) angegeben, mit größter Retroversion in den ersten beiden Lebensjahren (-6,3 ± 6,5°) und Abnahme in der ersten Lebensdekade; beim Erwachsenen finden sich Werte von -1,7 ± 6,4°.

7 Wirbelsäule

Klinische Bedeutung

Daten für die Entwicklung der Wirbelsäule sind bedeutsam im Rahmen der Abklärung von Wachstumsstörungen mit Änderungen der Körperproportionen (z. B. spondyläre und spondyloepiphysäre Dysplasie, Stoffwechselstörungen, Mukopolysaccharidosen). Osteoporosen mit Deformation der Wirbelsäule sind bei Kindern selten; die Erfassung basiert vor allem auf der Analyse von Deformationen der Wirbelkörper.
Die Instabilitätsdiagnostik an der kindlichen Wirbelsäule hat einen hohen Stellenwert. Die Grenzwerte sind in Anbetracht der beim Kind vom Erwachsenen deutlich abweichenden Mobilität anders als bei Erwachsenen und bedürfen deshalb einer besonders kritischen Analyse für Diagnostik und Indikation operativer Therapiemaßnahmen.

Die Wirbelkörper mit ihren Gelenkverbindungen und Bandscheiben bilden die Wirbelsäule, welche einerseits Stützorgan für Rumpf und Kopf, andererseits Schutzorgan für das Rückenmark und die austretenden Nerven ist. In Anbetracht der Komplexität dieses Organs mit seiner strukturellen Vielfalt werden einige ausgewählte Parameter ausführlicher dargestellt.

Entwicklung allgemein

Die normale Entwicklung der Wirbelsäule im Kindesalter wird z. B. bei Caffey et al. (1978) beschrieben. Etwa in der 7. Fetalwoche entstehen 4 knorpelige Zentren - zwei in jedem Wirbelkörper sowie je eines auf jeder Seite des noch unvollständigen Wirbelbogens. Diese 4 Zentren fusionieren zu einem einzigen knorpeligen Wirbel. Die Entwicklungsstörung eines der beiden Knorpelzentren des Wirbelkörpers könnte die Hauptursache von Halbwirbelbildungen sein. Die 3 primären Ossifikationszentren (eines im Wirbelkörper und 2 im Bogen) erscheinen etwa in der 10. Fetalwoche. Das postnatale Längenwachstum der Wirbelsäule erfolgt ausschließlich durch Knorpelproliferation kranial und kaudal des primären Ossifikationszentrums des Wirbelkörpers im Bereich der Ringknorpel (früher fälschlich als „Ringepiphysen" bezeichnet), deren sekundäre Ossifikationszentren im Allgemeinen kurz vor der Pubertät erscheinen, vereinzelt jedoch auch schon im Vorschulalter beobachtet werden können (Hindman u. Pole 1970) und mit ca. 25 Jahren fusionieren (Bailey 1952).

Längenwachstum

Die Messung der Sitzhöhe (bzw. der Scheitel-Steiß-Länge) - welche allerdings Schädel und Kreuzbein mit einschließt - ist klinisch das am einfachsten und zuverlässigsten zu gewinnende Maß zur Beurteilung der Wirbelsäulenhöhe (bzw. -länge; für

Messtechnik und Normalwerte siehe Kap. 1). Bei der Geburt beträgt die durchschnittliche Länge der Wirbelsäule ohne Sakrum (C1 bis einschließlich L5) 20 cm, mit 2 Jahren 45 cm, in der Pubertät 50 cm, nach Wachstumsabschluss zwischen 60 und 75 cm (Caffey et al. 1978). Entsprechend der späten Fusion der Ringknorpelossifikationszentren findet sich noch ein minimales Wachstum bis in das 3. Lebensjahrzehnt. Weitere getrennte Daten für das Wachstum der Brust- und Lendenwirbelsäule sind bei Roaf (1960) zu finden.

Wachstum einzelner Wirbelkörper und Entwicklung der Bandscheiben

Normalwerte für die Höhen und Längen, Höhen-Längen-Quotienten für verschiedene Wirbelkörper sowie Zwischenwirbelhöhen im thorakolumbalen Bereich wurden von Brandner (1970) angegeben. Diese Daten sind in Abb. 7.1-7.3 sowie in Tab. 7.1 und Tab. 7.2 wiedergegeben.

An 200 Kindern des Kollektivs, an welchem die Skelettalterstandards von Greulich u. Pyle (1959) erarbeitet wurden, sind longitudinale Daten der Halswirbelsäule erstellt worden (Wang et al. 2001); die sagittalen Durchmesser von C2 (entsprechend „s" in Abb. 7.1) sind hier wiedergegeben (Abb. 7.4); diejenigen für C3-C5 unterscheiden sich nur minimal und wurden deshalb hier nicht aufgenommen. Die Höhen von C2 (Abb. 7.5) schließen den Dens mit ein; C3 (Abb. 7.6) bis C5 sind wiederum nahezu gleich.

Diese Werte haben Bedeutung bei der Erfassung von Deformationen, z. B. im Zusammenhang mit Mineralstoffwechselstörungen, wie Osteoporose (Exner et al. 1984), oder auch bei der Beurteilung von entzündlichen Veränderungen usw.

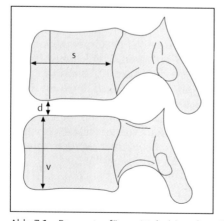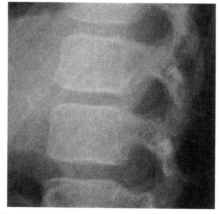

Abb. 7.1   Parameter für sagittale (s) und vertikale Entwicklung (v) der Wirbelkörper sowie Höhenentwicklung (d) der Zwischenwirbelräume (nach Brandner 1970); 1. und 2. Lendenwirbel, Mädchen, 10-jährig. In diesem Beispiel beträgt der Quotient v : s 0,83 (Standard Deviation Score = −0,5), der Quotient d : v 0,24 (Standard Deviation Score = −0,4).

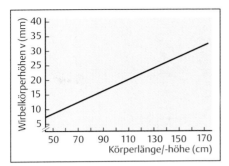

Abb. 7.**2**   Lineare Beziehung zwischen der vertikalen Wirbelkörperhöhe v in mm und der Körperlänge/-höhe in cm. Berechnet nach den Daten von Brandner (1970) für Knaben und Mädchen.

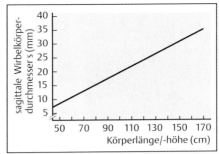

Abb. 7.**3**   Lineare Beziehung zwischen dem sagittalen Wirbelkörperdurchmesser (s) in mm und der Körperlänge/-höhe in cm. Berechnet nach den Daten von Brandner (1970) für Knaben und Mädchen.

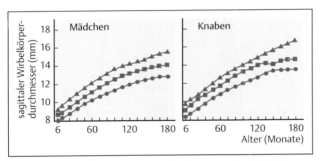

Abb. 7.**4**   Werte für die sagittalen Durchmesser des Wirbelkörpers C2 inklusive Dens (nach Wang et al. 2001). Median, 10. und 90. Perzentile.

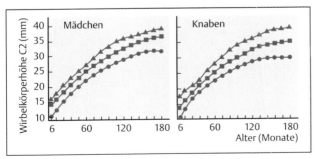

Abb. 7.**5**   Werte für die Wirbelkörperhöhe C2 inklusive Dens (nach Wang et al. 2001). Median, 10. und 90. Perzentile.

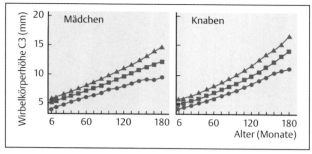

Abb. 7.**6**   Werte für die Wirbelkörperhöhe C3 (nach Wang et al.
2001). Median, 10. und 90. Perzentile.

Tab. 7.**1**   **Quotienten vertikale Wirbelkörperhöhe : Sagittaler Wirbeldurchmesser (V : S)
für verschiedene Wirbelkörper,** nach Brandner (1970). Wo nicht angegeben, handelt es sich
um gepoolte Daten von Mädchen und Knaben

Altersgruppen	Mittelwert ± 1 Standard-abweichung	Streubereich	n
12. Thorakalwirbel			
0– 1 Monat	0,81 ± 0,061	0,69 .. 0,93	13
2–18 Monate	0,91 ± 0,077	0,75 .. 1,06	26
19–36 Monate	0,86 ± 0,066	0,73 .. 0,99	22
4–12 Jahre, Mädchen	0,86 ± 0,62	0,74 .. 0,98	18
4–12 Jahre, Knaben	0,78 ± 0,052	0,67 .. 0,88	35
> 13 Jahre, Mädchen	0,93 ± 0,148	0,64 .. 1,23	7
> 13 Jahre, Knaben	0,84 ± 0,116	0,60 .. 1,07	20
1. Lumbalwirbel			
0– 1 Monat	0,87 ± 0,060	0,76 .. 0,99	16
2–18 Monate	0,98 ± 0,055	0,87 .. 1,09	27
19–36 Monate	0,89 ± 0,080	0,73 .. 1,05	23
4–12 Jahre, Mädchen	0,87 ± 0,068	0,73 .. 1,00	20
4–12 Jahre, Knaben	0,80 ± 0,048	0,70 .. 0,90	40
> 13 Jahre, Mädchen	1,03 ± 0,095	0,88 .. 1,22	15
> 13 Jahre, Knaben	0,87 ± 0,063	0,74 .. 0,99	27
2. Lumbalwirbel			
0–1 Monat	0,92 ± 0,060	0,80 .. 1,04	10
2–18 Monate	1,01 ± 0,090	0,83 .. 1,19	21
19–36 Monate	0,91 ± 0,060	0,79 .. 1,03	20
4–12 Jahre	0,82 ± 0,072	0,67 .. 0,97	49
> 13 Jahre, Mädchen	1,03 ± 0,096	0,84 .. 1,22	19
> 13 Jahre, Knaben	0,88 ± 0,086	0,70 .. 1,05	25
3. Lumbalwirbel			
0– 1 Monat	0,95 ± 0,068	0,81 .. 1,08	11
2–18 Monate	0,98 ± 0,084	0,81 .. 1,15	17
19–36 Monate	0,88 ± 0,081	0,72 .. 1,04	16
4–12 Jahre	0,79 ± 0,072	0,67 .. 0,91	35
> 13 Jahre, Mädchen	1,00 ± 0,101	0,80 .. 1,20	11
> 13 Jahre, Knaben	0,87 ± 0,094	0,68 .. 1,03	17

Tab. 7.**2** Quotienten Zwischenwirbelraumhöhe : vertikale Wirbelkörperhöhe (d : v) für das Segment Th12/L2, nach Brandner (1970). vv bezieht sich hier auf L1

Altersgruppen	Mittelwert ± 1 Standard-abweichung	Streubereich	n
0–1 Monat	0,35 ± 0,063	0,22 .. 0,48	17
2–18 Monate	0,28 ± 0,068	0,14 .. 0,41	27
19–36 Monate	0,26 ± 0,057	0,14 .. 0,37	20
4–12 Jahre	0,25 ± 0,050	0,15 .. 0,35	53
> 13 Jahre	0,19 ± 0,043	0,10 .. 0,28	28

Weite des Spinalkanals

Die Weite des Spinalkanals kann heute am exaktesten computertomographisch bestimmt werden. Systematische Daten im Wachstumsalter sind hierzu jedoch noch nicht verfügbar. Recht präzise Informationen ergeben sich auch aus Myelographie oder Kernspintomographie. Normalwerte für die myelographisch bestimmbare sagittale und transversale Ausdehnung des Duralsacks wurden von Boltshauser u. Hoare (1976) angegeben; da entsprechende Fragestellungen in der Praxis selten sind und zudem sehr spezifisch, sollen Daten hier nicht wiedergegeben werden.

Informationen betreffend sagittaler und transversaler Durchmesser des knöchernen Spinalkanals aus dem Standardröntgenbild können jedoch wichtige Hinweise auf Stenosierungen oder Raumforderungen (z. B. Morbus Recklinghausen) geben. Hier werden die von Hinck et al. (1965, 1966) und von Markuske (1977) angegebenen Normalwerte wiedergegeben (Tab. 7.**3** und 7.**4**).

Neben sagittalen Durchmessern wurde von Robinson et al. (1990) auch das Verhältnis dieser zu den Längsdurchmessern der Wirbelkörper angegeben; hierdurch wird die alters- und größenabhängige Differenzierung noch etwas genauer.

Gemessen wird für den sagittalen Durchmesser der Minimalabstand zwischen der den Spinalkanal nach ventral begrenzenden Kortikalis des Wirbelkörpers (bzw. bei C1 der Hinterkante des Dens axis) und der ihn nach dorsal begrenzenden Kortikalis des Wirbelbogens im Bereich des Dornfortsatzes, für die transversalen Durchmesser der Abstand zwischen den auf der Seite des Spinalkanals gelegenen Kortikales der Bogenwurzeln (Pedunculi).

In Abb. 7.**7** sind die Werte für die transversalen Durchmesser des Spinalkanals zwischen der Hinterkante des Wirbelkörpers C2 und der Vorderkante des Bogens C2 von Wang et al. (2001) wiedergegeben. Die Distanzen des transversalen Spinalkanaldurchmessers in den Höhen C3-C5 unterscheiden sich nur minimal und wurden deshalb hier nicht zusätzlich aufgenommen.

Weitere Daten zu diesem Problem sind unter anderem bei Haworth u. Keillor (1962) und Schwarz (1956) zu finden.

Tab. 7.**3**   **Transversale Durchmesser des Spinalkanals** (Interpedunkularabstände), nach Hinck et al. (1966), Mädchen und Knaben

Altersgruppen (Jahre)	Mittelwerte ± Standardabweichung (mm)			
	3–5	9+10	13+14	17+18
n	35	30	59	68
zervikal				
3	23,9 ± 1,7	26,4 ± 1,7	27,2 ± 1,2	27,7 ± 1,9
4	24,9 ± 1,7	26,9 ± 1,3	28,3 ± 1,5	28,7 ± 2,0
5	25,3 ± 1,7	27,1 ± 1,6	28,6 ± 1,7	29,1 ± 2,1
6	25,3 ± 1,7	27,0 ± 1,7	28,5 ± 2,1	29,1 ± 2,2
7	24,4 ± 1,4	26,2 ± 2,1	27,2 ± 1,8	27,6 ± 2,1
thorakal				
1	21,4 ± 2,5	23,4 ± 1,4	23,4 ± 1,5	23,1 ± 1,6
2	18,2 ± 2,2	20,0 ± 1,2	20,1 ± 1,8	19,8 ± 1,4
3	16,9 ± 1,6	18,4 ± 0,9	18,7 ± 1,6	18,4 ± 1,3
4	16,0 ± 1,5	17,6 ± 1,0	18,1 ± 1,8	17,8 ± 1,3
5	15,8 ± 1,4	16,9 ± 0,8	17,7 ± 1,8	17,5 ± 1,3
6	15,8 ± 1,6	16,5 ± 1,0	17,8 ± 1,8	17,3 ± 1,6
7	16,0 ± 1,6	16,5 ± 1,3	18,2 ± 1,9	17,5 ± 1,5
8	16,3 ± 1,6	16,7 ± 1,0	18,4 ± 1,9	18,0 ± 1,5
9	16,4 ± 1,5	17,0 ± 1,3	18,7 ± 1,8	18,3 ± 1,6
10	16,4 ± 1,3	17,2 ± 1,6	18,8 ± 2,0	18,8 ± 1,5
11	17,6 ± 1,5	18,5 ± 1,8	20,3 ± 2,3	20,0 ± 1,7
12	19,9 ± 1,5	21,2 ± 1,6	23,1 ± 2,3	22,8 ± 1,7
lumbal				
1	20,5 ± 1,6	23,0 ± 1,8	23,7 ± 1,6	24,5 ± 2,4
2	20,4 ± 1,5	23,2 ± 1,6	23,4 ± 1,6	24,4 ± 2,2
3	20,8 ± 1,6	23,8 ± 1,7	24,0 ± 2,0	24,8 ± 2,3
4	21,7 ± 1,7	24,8 ± 2,3	25,7 ± 3,3	26,1 ± 2,9
5	24,5 ± 1,9	28,3 ± 2,7	29,1 ± 3,6	29,6 ± 3,6

Tab. 7.**4**   **Sagittale Durchmesser des knöchernen Spinalkanals** bei Mädchen und Knaben

Zervikal, nach Markuske (1977), n = 40				
Altersgruppen (Jahre)	3–6	7–10	11–14	
	Mittelwerte ± Standardabweichung (mm)			
C1	19,9 ± 1,3	20,6 ± 1,3	21,3 ± 1,4	
C2	17,9 ± 1,3	18,8 ± 1,0	19,4 ± 1,1	
C3	16,0 ± 1,3	17,2 ± 1,0	17,8 ± 1,0	
C4	15,8 ± 1,3	16,9 ± 6,9	17,3 ± 0,9	
C5	15,7 ± 1,3	16,7 ± 0,9	17,0 ± 0,9	
C6	15,6 ± 1,2	16,4 ± 0,9	16,7 ± 0,9	
C7	15,3 ± 1,1	16,0 ± 0,9	16,2 ± 0,9	
Lumbal, nach Hinck et al. (1965)				
Altersgruppen (Jahre)	3–5	9+13	13+14	17+18
n	24	13	24	28
L1	20,1 ± 1,6	20,0 ± 1,3	20,6 ± 1,4	22,5 ± 2,1
L2	19,4 ± 1,2	19,6 ± 1,2	19,9 ± 1,2	21,7 ± 2,1
L3	18,4 ± 1,3	18,8 ± 1,4	19,4 ± 1,6	22,2 ± 2,7
L4	18,6 ± 1,2	18,6 ± 1,5	20,4 ± 3,5	22,3 ± 2,7
L5	18,6 ± 1,5	19,0 ± 1,6	20,5 ± 3,7	21,9 ± 2,8

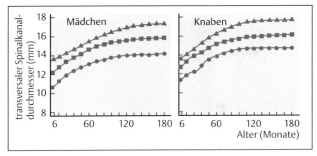

Abb. 7.**7** Werte für die transversalen Durchmesser des Spinalkanals auf Höhe C2 (nach Wang et al. 2001). Median, 10. und 90. Perzentile.

Beziehungen zwischen C1, C2 und C3 (Beurteilung pathologischer und physiologischer Instabilitäten)

Beim Kind kann bei Inklination der Halswirbelsäule eine Translationsbewegung des 2. Halswirbelkörpers (C2) nach ventral gegenüber dem 3. Halswirbelkörper (C3) physiologisch sein; dies wird oft als pathologische Instabilität interpretiert. Ähnliche Schwierigkeiten kann die Beurteilung einer möglichen atlantodentalen Instabilität bereiten.

In Abb. 7.**8** ist das Röntgenbild eines 6-jährigen Mädchens wiedergegeben, das wegen eines transitorischen Torticollis untersucht wurde. Trotz negativer Anamnese wurde wegen der „Instabilität C2/C3" ein Trauma angenommen und das Kind mit Extension und Minervagips ruhig gestellt. Nach Gipsabnahme bestand weiterhin die „Instabilität", die erst im Laufe der weiteren 2 Jahre nicht mehr nachweisbar war. Es dürfte sich mit größter Wahrscheinlich um eine physiologische „Hypermobilität" gehandelt haben.

Atlas-Dens-Distanz

Die von Locke et al. (1966) angegebenen Distanzen wurden aus seitlichen Röntgenaufnahmen der Halswirbelsäule gewonnen; der mittlere Interobserver-Error betrug 0,25 mm. Bei Kindern zwischen 3 und 15 Jahren wurde keine signifikante Altersabhängigkeit gefunden. Bei einem Fokus-Film-Abstand von 1 m betrug die Distanz gesunder Kinder 1 mm bis maximal 4 mm, im Mittel 2 mm. Abstände > 4 mm müssen demnach stark als Hinweis auf eine atlantoaxiale Subluxation gewertet werden. Kurven für die Atlas-Dens-Distanz aus der Studie von Wang et al. (2001) sind in Abb. 7.**9** wiedergegeben.

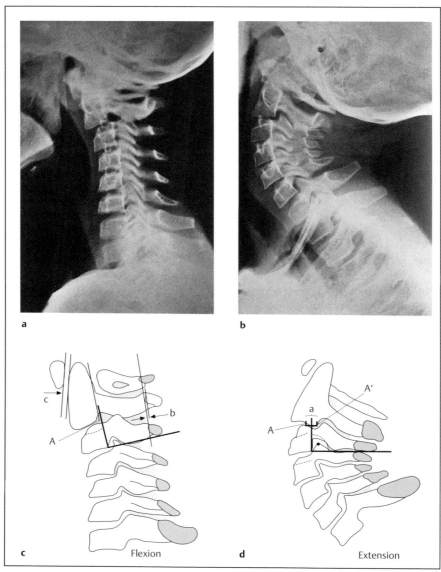

Abb. 7.**8**   Messdaten zur Beurteilung physiologischer und pathologischer Mobilität der oberen Halswirbelsäule. Funktionsaufnahmen in Flexion (links) und Extension (rechts) eines 6-jährigen Mädchens mit physiologischer Hypermobilität von C2 gegen C3. Skizze zur Erläuterung der Messtechnik von Cattell u. Filtzer (1965; a: Summe der Abstände der Punkte A und A' bei Flexion und Extension), der Linie nach Swischuk (1977; die Distanz b von dieser Linie darf nicht größer sein als 1–2 mm) sowie der Bestimmung der Atlas-Dens-Distanz (c) nach Locke et al. (1966).

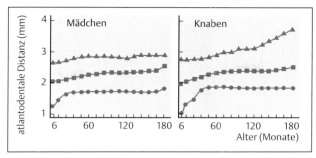

Abb. 7.**9**   Werte für die atlantodentale Distanz
(nach Wang et al. 2001). Median, 10. und 90. Perzentile.

Anteroposteriore Bewegung von C2 gegenüber C3

Nach der in Abb. 7.**8** wiedergegebenen Messtechnik weisen nach den Daten von Cattell u. Filtzer (1965) 46 % der Kinder bis zum Alter von 7 Jahren eine anteroposteriore Beweglichkeit von 3 mm und mehr auf, wohingegen dies nur bei 18 % der Kinder über 8 Jahren und mit zunehmendem Alter in geringerer Häufigkeit der Fall ist. Zu bedenken ist, dass für das individuelle Kind mit einer großen anteroposterioren Verschieblichkeit natürlich schwierig zu entscheiden ist, ob es sich um ein physiologisches oder pathologisch erhöhtes Bewegungsausmaß handelt (wie dies im Grenzbereich natürlich für alle Normalwerte gilt).

Schwischuk (1977) hat deshalb zur weiteren Abgrenzung die nach ihm benannte Verbindungslinie der ventralen Kortikalisbegrenzungen der Dornfortsätze C1 und C3 angegeben. Bei Flexion der Halswirbelsäule bewegt sich der Bogen von C2 mit dem Wirbelkörper nach ventral und nähert sich der Verbindungslinie der Bögen C1 und C3 bis auf 1 mm oder berührt diese in physiologischen Situationen (gilt für Kinder bis 14 Jahre). Eine Distanz des Bogens von 2 mm und mehr nach dorsal der Linie macht eine echte Dislokation sehr wahrscheinlich. Selbstverständlich gilt auch hier, dass normale Messwerte eine Verletzung nicht mit Sicherheit ausschließen!

Thorakale Kyphose und lumbale Lordose

Die Beurteilung der normalen sagittalen Krümmungen der Wirbelsäule (zervikale Lordose, thorakale Kyphose, lumbale Lordose) erfolgt in der Praxis meist per Augenmaß, insbesondere da diese Krümmungen wesentlich durch die momentane Funktionshaltung beeinflusst werden. Entsprechend ist es schwierig, Normalwerte zu definieren. Für die nichtinvasive Objektivierung sind verschiedene Geräte angegeben worden, wie der von Willner (1981) beschriebene Wirbelsäulenstorchschnabel oder mit Wasserwaagen kombinierte Winkelmesser (z. B. Debrunner 1972). Aufgrund von Messungen mit dem Wirbelsäulenstorchschnabel wurde von Willner u. Johnson (1983) eine physiologische Zunahme der thorakalen Kyphose während des Pubertätswachstumsschubs bei Knaben von 34° ± 8° auf 37° ± 9° und bei Mädchen von 31° ± 8° auf 35° ± 8° gefunden, während die lumbale Lordose bei Knaben relativ konstant blieb (34° ± 9° bei Wachstumsabschluss) und bei Mädchen von 34° ± 9° auf 37° ± 8° leicht zunahm (alle Werte sind Mittelwerte ± Standardabweichung, mehr als 50 Probanden für jedes Altersjahr).

Tab. 7.**5   Normalwerte für thorakale Kyphose und lumbale Lordose** bei Knaben und Mädchen, n = 128 (nach Probst-Procter u. Bleck 1983)

50.	25 .. 75.	10 .. 90.	Perzentile
Thorakaler Kyphosewinkel nach Cobb zwischen Deckplatte Th5 und Bodenplatte Th12			($\varkappa$)
27°	21° .. 33°	12° .. 40°	
Lumbale Lordosewinkel nach Cobb zwischen Deckplatte L1 und Bodenplatte L5			(λ)
40°	31° .. 50°	23° ..54°	

Bei „klinisch" auffälligen Patienten wird in der Regel auch aus anderen diagnostischen Erwägungen ein Röntgenbild angefertigt. Normalwerte für Kyphose- und Lordosewinkel, gemessen in seitlichen, stehend aufgenommenen Standardröntgenbildern der Wirbelsäule, werden von Propst-Proctor u. Bleck (1983) angegeben. Die Messtechnik für die Bestimmung des Kyphosewinkels nach Cobb zwischen der Deckplatte des 5. Thorakalwirbels und der Bodenplatte des 12. Thorakalwirbels sowie des Lordosewinkels nach Cobb zwischen der Deckplatte des ersten und der Bodenplatte des 5. Lumbalwirbels ist in Abb. 7.**10** illustriert. Die Normalwerte sind in Tab. 7.**5** wiedergegeben. Bei dieser Messtechnik wurden für verschiedene Altersgruppen zwischen 2 und 20 Jahren keine Altersabhängigkeit, Geschlechtsunterschiede oder Korrelationen mit Körpergewicht und Körperlänge gefunden. Zu berücksichtigen ist bei diesen Werten selbstverständlich, dass langgezogene Kyphosen und solche höher gelegener Segmente mit dieser Methode ungenügend erfasst werden.

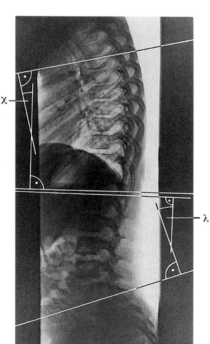

Abb. 7.**10**   Messtechnik für die Bestimmung des thorakalen Kyphosewinkels ($\varkappa$: zwischen Deckplatte Th5 und Bodenplatte Th12) und des lumbalen Lordosewinkels (λ: zwischen Deckplatte L1 und Bodenplatte L5) zum Gebrauch der Normalwerte von Propst-Procter u. Bleck (1983). Wirbelsäule seitlich (12 Jahre, Mädchen).

8 Wachstum der unteren Extremität

Klinische Bedeutung
Die symmetrische Entwicklung der Beine mit ausgeglichenen Längen ist für die Körperstatik des aufrecht gehenden Menschen besonders wichtig. Die Wachstumsdaten sind zur Planung korrigierender Eingriffe bei Störungen des Längenwachstums von zentraler Bedeutung.
Neben einer ausgeglichenen Längenentwicklung sind die anatomischen und mechanischen Achsenverhältnisse für ästhetische und biomechanische Aspekte bedeutsam. Daten für die Prognose des Wachstums der einzelnen Skelettabschnitte sind erforderlich, um Achsenkorrekturen im Wachstum zu planen und den optimalen Zeitpunkt für minimalinvasive Korrekturen durch Epiphysiodesen und Teilepiphysiodesen festlegen zu können, die es nicht zu verpassen gilt.

Auf Aspekte, welche die Bedeutung der Beinlänge für die Körperproportionen betreffen, wurde bereits in Kap. 1 eingegangen, ebenso auf die Technik der Beinlängenmessung (als subischiale Beinlänge) und Normalwerte für die Beinlänge während des Wachstums.

Die Messung der Unterschenkellänge erfolgt am besten im Stehen durch Bestimmung der Distanz zwischen Kniegelenkspalt und Boden. Die Längenmessung der einzelnen Knochen erfolgt heute am zuverlässigsten ohne Verzerrung und mit geringer Strahlenbelastung durch die Erstellung eines Scout-View im Computertomogramm (Abb. 8.**1**), was gleichzeitig die computerisierte Ausmessung erlaubt. Zu beachten ist dabei in erster Linie, dass die zu messende Extremität horizontal gelagert ist und Bewegungsartefakte ausgeschlossen werden. Die Auswertung von konventionellen Röntgenbildern ist mit zusätzlichen Fehlern verbunden, auch wenn Maßstäbe in Höhe der Knochen mit abgebildet werden; dies trifft auch für die so genannte Orthoradiographie zu, für die eine Genauigkeit von 1 mm (Morscher u. Taillard 1965) angegeben wurde, die aus reinen Modellannahmen heraus nicht möglich sein kann (allein der eingezeichnete Bleistiftstrich verursacht bereits einen Messfehler dieser Größenordnung). Neben dem Bewegungsartefakt spielen Projektionen, Vergrößerung und Verzerrung einer Größenordnung von bis zu 5 % eine Rolle. Zur genauen Dokumentation von Beinlängendifferenzen hat es sich bewährt, eine Röntgenübersichtsaufnahme des Beckens im Stehen mit gestreckten Beinen und durch Brettchen bekannter Höhe ausgeglichener Beinlängendifferenz anfertigen zu lassen, wobei die Kassette exakt horizontal eingestellt und die Röntgenröhre in Höhe der Femurköpfe positioniert wird.

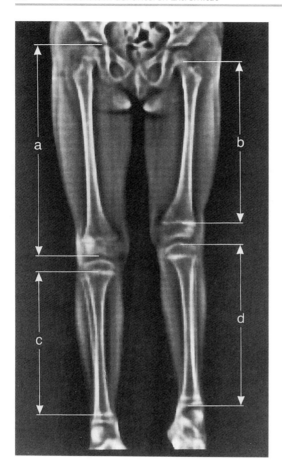

Abb. 8.1 Technik der Knochen-längenmessung zur Benutzung der Normalwerte von Anderson et al. (1963) und Maresh (1955). Computertomographischer Scout-View beider Beine bei Femurhypoplasie links (5-jähriges Mädchen). Die Messpunkte und -strecken sind zur besseren Darstellung von Hand eingezeichnet, werden sonst jedoch am exaktesten am Bildschirm eingezeichnet und durch den Computer berechnet (a: Femur einschließlich Epiphysen, Distanz vom Femurzenit zum distalen Punkt des lateralen Femurkondylus; b u. c: Femur und Tibia ohne Epiphysen, Distanzen zwischen den Epiphysenfugenmitten; d: Tibia einschließlich Epiphysen, Distanz von der Eminentia intercondylica zur Mitte der distalen Tibiagelenkfläche).

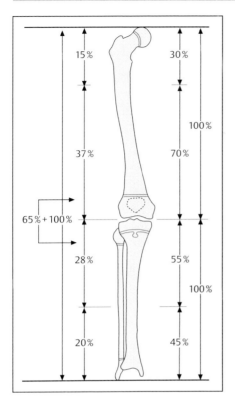

Abb. 8.**2** Anteil der verschiedenen Wachstumszonen des Beines am Längenwachstum
der einzelnen Knochen (rechts) sowie am
Bein als Ganzes (links).

Längenwachstum von Femur, Tibia und Fibula

Distale und proximale Epiphysenfugen von Femur und Tibia sind in sehr unterschied-
lichem Ausmaß am Gesamtlängenwachstum dieser Röhrenknochen beteiligt; das
Wachstum der kniegelenknahen Epiphysenfugen ist größer als dasjenige der knieer-
nen (siehe hierzu die Situation am Arm, wo die ellenbogennahen Epiphysenfugen
wesentlich geringer zum Gesamtwachstum beitragen als proximale Humerus- und
distale Unterarmepiphysenfugen). Daten zu prozentualen Anteilen proximaler und
distaler Epiphysen am Gesamtlängenwachstum von Femur und Tibia finden sich bei
verschiedenen Autoren (Digby 1916, Gill u. Abbott 1942, Hendryson 1945, Anderson
et al. 1963). Daten zum prozentualen Anteil der verschiedenen Epiphysenfugen an
der Gesamtbeinlänge sind jedoch nicht separat publiziert worden. Nach hausinter-
nen Daten des Schriners Hospital for Crippled Children in Montreal, Quebec, beträgt
der prozentuale Wachstumsanteil der distalen Femurepiphysenfuge für das ganze
Bein 37 % und derjenige der proximalen Tibiaepiphysenfuge 28 % (zusammen 65 %).
Aus den verschiedenen Literaturangaben gemittelte Werte sowie für das gesamte
Bein hochgerechnete Werte sind in Abb. 8.**2** zusammengestellt.

Tab. 8.1   Längen von Femur und Tibia einschließlich Epiphysen für chronologisches Alter (aus Anderson, et al. 1964). Mittelwerte ± Standardabweichung, n = 67 (im alter über 5 Jahre, darunter vereinzelt kleinere Zahlen)

Alter (Jahre)	Femur Mittelwerte ± Standardabweichung (cm)		Tibia	
	Mädchen	Knaben	Mädchen	Knaben
1	14,8 ± 0,67	14,5 ± 0,63	11,6 ± 0,65	11,6 ± 0,62
2	18,2 ± 0,89	18,2 ± 0,87	14,5 ± 0,74	14,5 ± 0,81
3	21,3 ± 1,10	21,1 ± 1,03	16,8 ± 0,89	16,8 ± 0,94
4	23,9 ± 1,34	23,7 ± 1,20	18,9 ± 1,14	18,7 ± 1,09
5	26,3 ± 1,44	25,9 ± 1,34	20,8 ± 1,36	20,5 ± 1,25
6	28,5 ± 1,62	28,1 ± 1,51	22,5 ± 1,46	23,8 ± 1,63
7	30,6 ± 1,83	30,3 ± 1,68	24,2 ± 1,64	23,8 ± 1,63
8	32,3 ± 1,81	32,7 ± 1,94	25,9 ± 1,79	25,4 ± 1,78
9	34,7 ± 2,12	34,4 ± 1,93	27,6 ± 1,99	27,0 ± 1,96
10	36,7 ± 2,30	36,2 ± 2,06	29,3 ± 21,9	28,5 ± 2,11
11	38,8 ± 2,47	38,2 ± 2,24	31,0 ± 2,38	30,1 ± 2,30
12	40,7 ± 2,51	40,1 ± 2,45	32,6 ± 2,42	31,8 ± 2,54
13	42,3 ± 2,43	42,2 ± 2,77	33,8 ± 2,37	33,5 ± 2,83
14	43,1 ± 2,27	44,2 ± 2,81	34,4 ± 2,23	35,2 ± 2,87
15	43,5 ± 2,20	45,7 ± 2,51	34,6 ± 2,17	36,4 ± 2,62
16	43,6 ± 2,19	46,7 ± 2,24	34,6 ± 2,15	37,0 ± 2,32
17	43,6 ± 2,19	47,1 ± 2,05	34,7 ± 2,16	37,2 ± 2,32
18	43,6 ± 2,19	47,2 ± 1,96	34,7 ± 2,16	37,3 ± 2,25

Betrachtet man das Bein als Ganzes, sind die Wachstumszonen prozentual folgendermaßen am Längenwachstum beteiligt:

- Femur proximal: 15 %,
- Femur distal: 37 %,
- Tibia proximal: 28 %,
- Tibia distal: 20 %.

Für die einzelnen Knochen separat betrachtet beträgt am Femur der Anteil des proximalen Wachstums 30 % und des distalen 70 %, an der Tibia beträgt der proximale Anteil 55 %, der distale 45 %. Diese Daten sind als Orientierung zu betrachten, da die exakte Erfassung des Wachstumsanteils der verschiedenen Epiphysenfugen naturgemäß außerordentlich schwierig ist.

Tabelle **8.1** gibt Mittelwerte und Standardabweichungen der von Anderson et al. (1964) publizierten Daten für erreichte Femur-, Tibia- und Fibulalängen wieder. Die Perzentilenkurven sind nach den Daten von Maresh (1955) konstruiert worden (Abb. 8.**3**-8.**8**). Diese Daten wurden an 175 Kindern gewonnen, welche longitudinal verfolgt wurden.

Für die computertomographische Messmethode siehe Abb. 8.**1**.

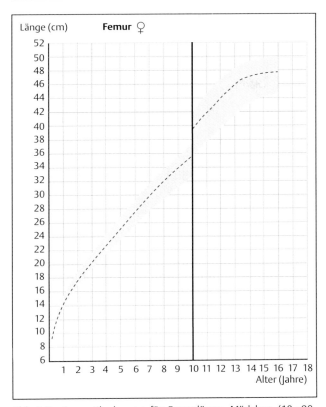

Abb. 8.**3** Perzentilenkurven für Femurlänge, Mädchen (10.–90. Perzentile grau, 50. Perzentile gestrichelt). Bis zum Alter von 10 Jahren Distanz zwischen den Epiphysenfugen, danach einschließlich ossifizierter Epiphysenstrukturen (nach Maresh 1955).

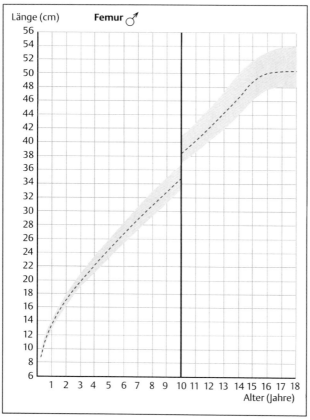

Abb. 8.4 Perzentilenkurven für Femurlänge, Knaben (10.–90. Perzentile grau, 50. Perzentile gestrichelt). Bis zum Alter von 10 Jahren Distanz zwischen den Epiphysenfugen, danach einschließlich ossifizierter Epiphysenstrukturen (nach Maresh 1955).

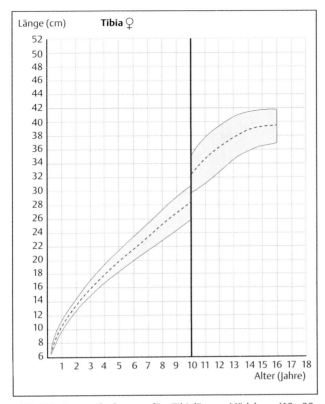

Abb. 8.**5** Perzentilenkurven für Tibialänge, Mädchen (10.–90. Perzentile grau, 50. Perzentile gestrichelt). Bis zum Alter von 10 Jahren Distanz zwischen den Epiphysenfugen, danach einschließlich ossifizierter Epiphysenstrukturen (nach Maresh 1955).

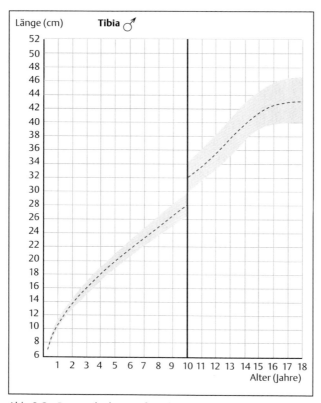

Abb. 8.**6**   Perzentilenkurven für Tibialänge, Knaben (10.–90. Perzentile grau, 50. Perzentile gestrichelt). Bis zum Alter von 10 Jahren Distanz zwischen den Epiphysenfugen, danach einschließlich ossifizierter Epiphysenstrukturen (nach Maresh 1955).

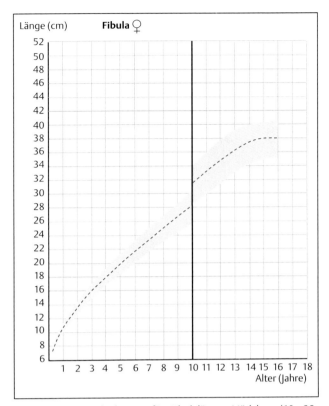

Abb. 8.**7**   Perzentilenkurven für Fibulalänge, Mädchen (10.–90. Perzentile grau, 50. Perzentile gestrichelt). Bis zum Alter von 10 Jahren Distanz zwischen den Epiphysenfugen, danach einschließlich ossifizierter Epiphysenstrukturen (nach Maresh 1955).

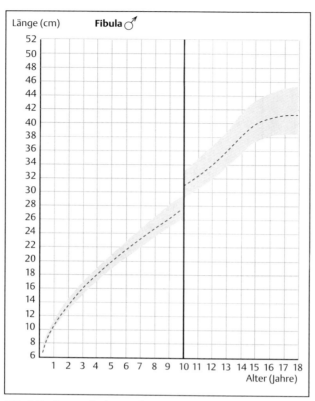

Abb. 8.**8**   Perzentilenkurven für Fibulalänge, Knaben (10.–90. Perzentile grau, 50. Perzentile gestrichelt). Bis zum Alter von 10 Jahren Distanz zwischen den Epiphysenfugen, danach einschließlich ossifizierter Epiphysenstrukturen (nach Maresh 1955).

Verbleibendes Wachstum im Bereich der distalen Femurepiphyse und der proximalen Tibiaepiphyse

Bei Anderson et al. (1963) sind Kurven für verbleibendes Wachstum von proximaler Tibia- und distaler Femurepiphyse zu finden, die eine relativ rasche optische Orientierung für diese Knochenabschnitte erlauben.

Es wurde hier vorgezogen, aus den von Anderson et al. (1963) angegebenen Daten neue Tabellen zu kalkulieren, aus denen das zu erwartende Wachstum proximaler und distaler Epiphysen abzulesen ist. Dabei wurden die bereits für das Skelettalter angegebenen Daten (Mittelwerte) für proximale Tibia- und distale Epiphysenfuge zugrunde gelegt; dies erlaubt unter Einbeziehung der Skelettalterangaben der Probandengruppe für verschiedene chronologische Alter unter Berücksichtigung der übrigen Knochenlängenangaben für chronologische Alter und linearer Interpolation die zusätzliche Angabe der Mittelwerte für proximales Femur und distale Tibia, wie in Tab. 8.**2** angegeben. Standardabweichungen lassen sich auf diese Weise natürlich nicht berechnen.

Tab. 8.**2** **Verbleibendes Wachstum von Femur und Tibia sowie proximaler und distaler Epiphysenfugen für Skelettalter** nach Greulich u. Pyle (1959), basierend auf den Daten von Anderson et al. (1963). Nur Mittelwerte für abgeleitete Daten, Mittelwerte ± Standardabweichung, entsprechend Originalangaben

Skelettalter (Jahre)	Ganzer Knochen	Proximale Fuge	Distale Fuge
		Mittelwerte ± Standardabweichung (cm)	
		Femur	
Mädchen			
8,25	9,37	2,83	6,54 ± 1,14
9,25	6,93	1,68	5,30 ± 0,92
10,25	5,42	1,27	4,15 ± 0,78
11,25	4,00	1,18	2,82 ± 0,53
12,25	2,68	1,02	1,66 ± 0,40
13,25	0,73	0,02	0,75 ± 0,30
Knaben			
10,25	9,93	2,27	7,21 ± 1,28
11,25	8,27	2,26	6,01 ± 1,14
12,25	6,51	1,86	4,65 ± 0,91
13,25	4,43	1,34	3,09 ± 0,78
14,25	2,50	1,02	1,48 ± 0,50
15,25	1,10	0,65	0,45 ± 0,23
		Tibia	
Mädchen			
8,25	7,10	4,25 ± 0,74	2,85
9,25	5,78	3,39 ± 0,58	2,35
10,25	4,28	2,58 ± 0,50	1,70
11,25	2,83	1,65 ± 0,32	1,18
12,25	1,69	0,86 ± 0,26	0,83
13,25	0,88	0,32 ± 0,17	0,56
Knaben			
10,25	8,02	4,65 ± 0,83	3,37
11,25	6,61	3,83 ± 0,75	2,78
12,25	5,03	2,92 ± 0,62	2,11
13,25	3,25	1,80 ± 0,53	1,45
14,25	1,64	0,74 ± 0,35	0,90
15,25	0,61	0,16 ± 0,12	0,45

Diese Daten dienen unter anderem dazu, den optimalen Zeitpunkt für Epiphysiodesen zu finden. Die Genauigkeit oder eher Ungenauigkeit verschiedener Methoden wurde von Little et al. (1996) analysiert.

Auf der Basis der Daten von Anderson et al. (1963) wurden Tabellen erstellt, um den Zeitpunkt für partielle Epiphysiodesen des distalen Femur und der proximalen Tibia zur Korrektur von Achsenfehlern zu bestimmen (Bowen et al. 1992); diese Nomogramme wurden in übersichtlicher Weise von Pfeil et al. (1996) modifiziert. Sie sind hier nicht wiedergegeben, da die individuelle Erfassung aller Rohdaten und die Berechnung gleichzeitig eine Plausibilitätskontrolle darstellen.

9 Hüftgelenk

Klinische Bedeutung

Probleme des Hüftgelenks stehen im Zentrum orthopädischer Diagnostik und Therapie im Kindesalter wie auch bei Erwachsenen. Die Hüftgelenkdysplasie ist mit einer Inzidenz von ca. 2 % eine der häufigsten Entwicklungsstörungen. Eine Vielzahl weiterer Hüfterkrankungen in der Kindheit und Adoleszenz stehen in kausalem Zusammenhang mit bestimmten Entwicklungsphasen (z. B. Coxitis fugax, Morbus Perthes, Epiphysiolysis capitis femoris), sodass für Diagnostik und Verlaufsbeobachtung mit den stark vom Entwicklungsalter abhängigen Normalwerten verglichen werden muss.

Immer beachtet werden sollte auch, dass das Hüftgelenk ein dreidimensionales Gebilde ist und als solches heute vor allem im Computertomogramm dargestellt werden kann. Die Computertomographie ist allerdings aufwändig und mit einer gewissen Strahlenbelastung verbunden, sodass nach wie vor das Röntgenbild die Standardbildgebung ist. Zu bedenken ist aber, dass es sich beim Röntgenbild um ein Summationsbild handelt.

Die Sonographie als Schnittbildverfahren kommt vor allem beim kleinen Säugling zum Einsatz, da wegen zunehmender Verknöcherung die Einsicht in das Gelenk nach dem ersten Lebensjahr nicht mehr ausreichend gegeben ist. Die Magnetresonanztomographie ist wiederum aufwändig und in der Darstellung knöcherner Strukturen den Röntgenverfahren unterlegen. Es sollte immer im Auge behalten werden, dass zweidimensionaler Bilder allein nur Teilaspekte eines dreidimensionalen Gebildes darstellen können.

Die hier wiedergegebenen Normalwerte stellen eine Auswahl von zurzeit in der täglichen Praxis besonders wichtigen Parametern dar. Für weitere Details muss auf die äußerst umfangreiche Literatur (z. B. Toennis 1984) verwiesen werden.

Entwicklung

Neben der Darstellung der Normalwerte scheint es notwendig, zumindest für das Hüftgelenk auf einige Entwicklungsaspekte einzugehen. Eine für orthopädische Probleme sehr anschauliche Übersicht zur pränatalen und postnatalen anatomischen Entwicklung ist bei Ogden (1988a und b) zu finden.

Azetabulum

Das Azetabulum entwickelt sich aus 3 Teilen mit separaten Ossifikationszentren (Os ilium, Os pubis und Os ischii), die in der Y-Fuge zusammentreffen. Die Y-Fuge besteht zentral aus hyalinem Knorpel mit wenigen Knorpelgefäßkanalsystemen und 3 Wachstumsfugen, von denen jede einem der 3 primären Ossifikationszentren gegenüberliegt.

Im kindlichen Azetabulum liegen verschiedenartige Knorpeltypen vor: Wachstumsknorpel, hyaliner Knorpel, der nach außen durch ein faserknorpeliges „Ringband" abgeschlossen wird, und Gelenkknorpel. Es soll hier darauf hingewiesen werden, dass die Begriffe „Labrum acetabulare" und „Limbus" uneinheitlich gebraucht werden und auch nicht eindeutig definiert sind. Beide Begriffe werden sowohl zur Bezeichnung des hyalinknorpeligen als auch des faserknorpeligen Anteils der Pfanne gebraucht.

Bei der Geburt ist das knöcherne Azetabulumdach physiologisch noch sehr unvollständig ossifiziert und in den meisten Fällen stark gerundet, was die sonographische Beurteilung der Neugeborenenhüfte (siehe unten) deutlich erschwert. Die postnatale Entwicklung des Azetabulumdachs hält während der ganzen Kindheit an und nimmt messbar (z. B. mittels CE-Winkel nach Wiberg) noch in der Adoleszenz zu. Die Y-Fuge verschmilzt bei Wachstumsabschluss nach Verschluss der Femurkopfepiphysenfuge.

Proximales Femurende

Bei der Geburt bilden die Femurkopfepiphyse und später die Trochanter-major-Apophyse einen zusammenhängenden Knorpelkomplex. Zwischen dem 3. und 6. Lebensmonat treten 2 entscheidende Veränderungen auf: einerseits die Entwicklung des Schenkelhalses mit beschleunigtem Wachstum der medialen Abschnitte des Epiphysen-Apophysen-Komplexes und damit einhergehender Separierung von Epiphyse und Apophyse, andererseits die Ausbildung des sekundären Ossifikationszentrums der Femurkopfepiphyse (für Daten des sonographischen und röntgenologischen Sichtbarwerden siehe Abb. 9.**1** und Abb. 9.**2**).

Mit etwa 3 Jahren ist das sekundäre Ossifikationszentrum der Femurkopfepiphyse voll ausgebildet.

Das Ossifikationszentrum des Trochanter major tritt röntgenologisch durchschnittlich im Alter von 3-4 Jahren auf, die Verschmelzung erfolgt kurz nach derjenigen der Femurkopfepiphyse.

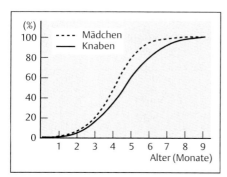 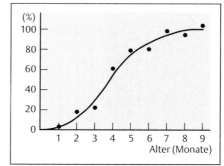

Abb. 9.**1** Sichtbarwerden des Hüftkopfossifikationskerns im Röntgenbild. Prozentuale Anteile sichtbarer Ossifikationskerne bei 214 Mädchen und 241 Knaben (Mädchen tendieren zu einer etwas früheren Entwicklung). Logistische Funktionen für das Erscheinen des Ossifikationszentrums in Abhängigkeit vom Alter (nach Pettersson u. Theander 1979).

Abb. 9.**2** Sichtbarwerden des Hüftkopfossifikationszentrums im Sonogramm. Prozentuale Anteile erkennbarer Ossifikationszentren im Sonogramm bei Kindern (nach Schuler 1988).

Der Ossifikationskern der Trochanter-minor-Apophyse erscheint im Röntgenbild beim Mädchen mit durchschnittlich ca. 8¹/₂, beim Knaben mit ca. 10¹/₂ Jahren und fusioniert etwa gleichzeitig wie die Femurkopfepiphyse (Acheson 1957).

Femurkopfwachstum

Daten zur Entwicklung des Femurkopfdurchmessers finden sich bei Chung (1981). Die pränatale Entwicklung erfolgt am raschesten, mit einer Geschwindigkeit der Zunahme des Durchmessers von 23 mm/Jahr, die Geschwindigkeit zwischen der Geburt und 6 Monaten liegt um 10 mm/Jahr und im Alter zwischen 1 und 2 Jahren bei 4 mm/Jahr. Im Alter von 1 Jahr ist etwa die Hälfte des Erwachsenendurchmessers des Hüftkopfs erreicht. Die Durchmesser frischer erwachsener Hüftköpfe inklusive Knorpel wurden von Dwight (1905) angegeben. Die aus seinen Angaben berechneten Mittelwerte, Standardabweichungen und Bereiche sind:

- für Frauen (n = 200): 43,8 ± 2,9 mm (Mittelwerte ± 1 Standardabweichung, Bereich: 35-51 mm);
- für Männer (n = 200): 49,7 ± 2,9 mm (Mittelwert ± 1 Standardabweichung, Bereich: 42-56 mm).

Diese Wachstumsdynamik (Abb. 9.**3**), zusammen mit der Ossifikationsentwicklung, erklärt, weshalb die Wirksamkeit der Behandlungsmaßnahmen bei Hüftgelenkdysplasie mit zunehmendem Alter so rasch abnimmt.

Weitere Daten zur pränatalen Entwicklung sind z. B. bei Walker u. Goldsmith (1982), Meszaros u. Kery (1980) und Watanabe (1974) zu finden.

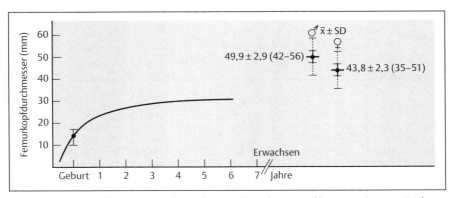

Abb. 9.3 Femurkopfdurchmesser. Entwicklung prä- und postnatal bis zum Alter von 6 Jahren. Geglättete Kurve aus postmortalen Messungen nach Chung (1981), Erwachsenenwerte nach Dwight (1909) (SD: Standard Deviation = Standardabweichung).

Ossifikationszentrum der Femurkopfepiphyse

Sichtbarwerden des Ossifikationskerns im Röntgenbild

Bei der Geburt ist die Femurkopfepiphyse rein knorpelig angelegt. Ein Ossifikationskern ist im Röntgenbild beim Neugeborenen praktisch nie erkennbar und tritt bei früher Entwicklung im Alter von 1-2 Monaten auf; bei gesunden Kindern muss der Ossifikationskern spätestens im Alter von 9 Monaten im Röntgenbild sichtbar sein. Analysen an einer größeren Anzahl von Kindern wurden von Pettersson u. Theander (1979) publiziert (Abb. 9.**1**). Vergleichbare Daten liegen auch von Stewart et al. (1986) vor.

Sichtbarwerden des Ossifikationskerns im Sonogramm

Der strukturelle Umbau, welcher der Ossifikation des Hüftkopfkerns vorausgeht, wird sonographisch erwartungsgemäß früher sichtbar. In eigenen Reihenuntersuchungen mit hochauflösenden Geräten und einem 7,5-MHz-Schallkopf fand sich bei 2 % der Neugeborenen eine echogene, dem späteren Ossifikationskern entsprechende Struktur.

Statistische Angaben zum Sichtbarwerden des „Ossifikationskerns" im Sonogramm (Abb. 9.**2**) hat Schuler (1988) gemacht.

Weitere Entwicklung des Ossifikationszentrums der Femurkopfepiphyse

Auftreten und weitere Entwicklung des Ossifikationszentrums der Femurkopfepiphyse haben unter anderem diagnostische Bedeutung im Zusammenhang mit Fragen der Skelettreifung und deren endokriner Störungen (z. B. Hypothyreose), Entwicklungsstörungen bei verschiedenen Skelettdysplasien (enchondrale Ossifikationsstörungen) sowie insbesondere auch für die Behandlung von Hüftgelenkdysplasie und -luxation, wo Störungen Ausdruck zu aggressiver therapeutischer Maßnahmen sein können.

Daten hierzu sind nur spärlich zu finden, Pettersson u. Theander (1979) haben die kraniokaudale Entwicklung des Femurkopfossifikationskerns untersucht. In Abb. 9.**4**

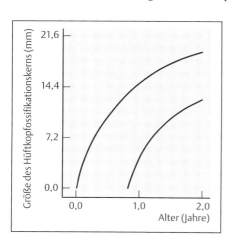

Abb. 9.**4** Größenentwicklung des Hüftkopfossifikationskerns. Maximale Durchmesser, Streubereich, n = 20 (nach Exner 1987).

sind maximale (quere) Durchmesser der Ossifikationskerne in den ersten beiden Lebensjahren wiedergegeben (Exner 1987). Im Alter von 2 Jahren ist der Femurkopf nahezu komplett ossifiziert. Die Zunahme des Femurkopfdurchmessers erfolgt danach relativ kontinuierlich bis zum Erreichen der Erwachsenengröße am Ende der Pubertät (Meszaros u. Kery 1980).

Zu erwähnen ist, dass der Ossifikationskern nicht zwangsläufig im Zentrum des Hüftkopfes entsteht, sodass die Beurteilung der Beziehungen des Hüftkopfzentrums zum Pfannenzentrum nicht allein auf den Ossifikationskern abstellen darf. Ferner kann das Ossifikationszentrum mit mehr als einem Verknöcherungszentrum angelegt sein, was nicht unbedingt als „Fragmentierung" interpretiert werden darf.

Verschiedene weitere Parameter zur Radiometrie des Hüftgelenks

Hilgenreiner-AC-Winkel

Ein außerordentlich wichtiges Maß zur Beurteilung der Hüftpfannenentwicklung bei Säugling und Kleinkind ist der Hüftpfannendachwinkel (AC-Winkel) nach Hilgenreiner (1925). Die Messmethode ist in Abb. 9.**5** angegeben.

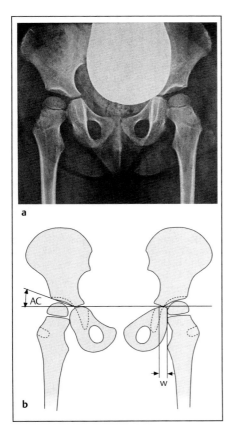

Abb. 9.**5** Methode zur Bestimmung des Hilgenreiner-Pfannendach-(AC-)Winkels (links) und der Waldenström-Distanz (w; rechts). Die Hilgenreiner-Linie ist die Verbindungslinie durch beide Y-Fugen und Tangente an den Unterrand des Os ilium beidseits. Der AC-Winkel wird zwischen dieser Linie und der Tangente an die Pfannenstrukturen (in diesem Beispiel 19°) gemessen. Die Waldenström-Distanz ist der Abstand zwischen den an die Köhler-Tränenfigur und an die mediale Hüftkopfkontur angelegten Tangenten.

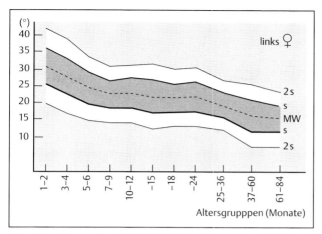

Abb. 9.**6** Hilgenreiner-AC-Winkel, linke Hüftgelenke, Mädchen. Mittelwerte (MW) ± 1 Standardabweichung (s; schraffiert) und Kurven für +2 Standardabweichungen sowie −2 Standardabweichungen. Anzahl Hüften pro Gruppe variierend zwischen 24 und 143 (aus Toennis u. Brunken 1968).

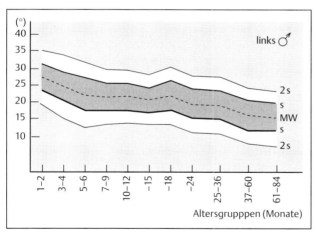

Abb. 9.**7** Hilgenreiner-AC-Winkel, linke Hüftgelenke, Knaben. Mittelwerte (MW) ± 1 Standardabweichung (s; schraffiert) und Kurven für +2 Standardabweichungen sowie −2 Standardabweichungen. Anzahl Hüften pro Gruppe variierend zwischen 13 und 65 (aus Toennis u. Brunken 1968).

Normalwerte wurden von einer Reihe verschiedener Autoren erstellt; die wichtigsten Untersuchungen neben jenen des Erstbeschreibers dürften diejenigen von Caffey et al. (1955) und Scoles et al. (1987) sein, da sie an unselektionierten Kollektiven erstellt wurden.

Da im deutschen Sprachgebiet die von Toennis u. Brunken (1968) angegebenen Normalwerte am breitesten zur Anwendung kommen, werden diese auch hier wiedergegeben (Abb. 9.**6**, Abb. 9.**7** und Tab. 9.**1**). Sie wurden zwar nicht an einer unselektionierten gesunden Bevölkerung gewonnen, die Daten weichen dennoch nur unwesentlich (in einer dem methodischen Messfehler entsprechenden Größenordnung) von denen der anderen genannten Autoren ab.

Tab. 9.**1** **Hilgenreiner-AC-Winkel** (in °). Mittelwerte ± 1 Standardabweichung (Toennis u. Brunken 1968)

Altergruppe (Monate)	Mädchen			Knaben		
	rechts	links	n	rechts	links	n
1+ 2	30,0 ± 5,8	30,6 ± 5,5	25	23,6 ± 4,1	27,2 ± 4,0	13
3+ 4	26,5 ± 4,9	27,7 ± 5,5	90	23,4 ± 4,5	24,5 ± 4,6	54
5+ 6	22,8 ± 4,5	24,5 ± 4,8	96	19,4 ± 4,8	22,0 ± 4,8	62
7+ 9	21,2 ± 4,1	22,7 ± 4,2	143	20,3 ± 4,3	21,3 ± 4,1	65
10–12	20,8 ± 3,9	22,8 ± 4,3	84	19,4 ± 3,8	21,3 ± 3,9	42
13–15	20,2 ± 4,4	22,1 ± 4,8	62	18,7 ± 4,4	20,3 ± 3,7	26
16–18	20,7 ± 4,3	21,8 ± 4,3	44	19,5 ± 4,3	21,6 ± 4,2	28
19–24	19,8 ± 4,3	22,0 ± 4,4	59	16,8 ± 3,8	19,1 ± 4,1	33
25–36	18,0 ± 3,8	19,5 ± 3,8	59	16,7 ± 4,3	18,5 ± 4,2	46
37–60	14,1 ± 3,4	16,6 ± 4,6	33	14,9 ± 4,3	15,8 ± 4,0	36
61–84	15,2 ± 4,1	15,8 ± 4,0	24	12,7 ± 4,1	15,4 ± 3,9	23

Die Genauigkeit der Bestimmung des AC-Winkels wird von Broughton et al. (1989) mit ±5,5° (95 %-Vertrauensintervall für verschiedene Beobachter) angegeben.

Wie für die meisten Parameter am Hüftgelenk gilt, dass im Grenzbereich eine erhebliche Überlappung zwischen Gesundem und Pathologischem besteht. So gibt Toennis (1984) an, dass sich Hüftgelenke mit AC-Winkeln zwischen +1 und +2 Standardabweichungen im Kleinkindalter zu 38,3 % ungenügend weiterentwickeln und im weiteren Wachstum eine ungenügende Hüftgelenkentwicklung mit persistierender Dysplasie aufweisen. Aufgrund eigener Langzeituntersuchungen (Kern u. Exner 1990) trifft dies nur für 10 % zu, was der statistischen Wahrscheinlichkeit nach eher zu erwarten ist.

Mediale Hüftgelenksspaltbreite

Der Abstand zwischen der Köhler-Tränenfigur und der medialen Femurkopftangente (Waldenström-Distanz) ist ein Maß für die Lateralisation des Femurkopfes, z. B. bei einer Koxitis oder auch einer Dezentrierung infolge Dysplasie. Für die Messtechnik siehe Abb. 9.**5**.

Diese Distanz nimmt im Säuglingsalter zunächst ab (entsprechend der Entwicklung des Ossifikationskerns); sie beträgt im Mittel 8,5 mm im Alter von 12 Monaten und 7,5 mm mit 24 Monaten (Scoles et al. 1987) und bleibt dann bis Wachstumsabschluss relativ konstant bei 7 mm (Streubereich 5–0 mm; Schiller u. Axer 1972; siehe auch Meszaros u. Kery 1980, Eyring et al. 1965).

Lateralisationsindex

Wenn beim kleinen Kind oder im Fall einer Dysplasie die Köhler-Tränenfigur nicht einwandfrei identifizierbar ist, kann der Lateralisationsindex nach Smith et al. (1968) exaktere Aussagen erlauben als die mediale Hüftgelenksspaltbreite. Die Bestimmung dieses Index ist in Abb. 9.**8** illustriert; der normale Streubereich liegt nach Smith et al. (1968) zwischen 0,62 und 0,83, im Mittel bei 0,74. Nach Broughton et al. (1989) ist die Bestimmung dieses Index mit ±0,06 (95 %-Vertrauensintervall für verschiedene Beobachter) recht zuverlässig.

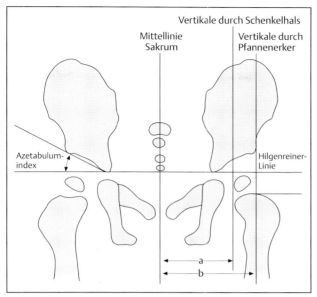

Abb. 9.8 Messlinien zur Bestimmung des Smith-Lateralisationsindex (a : b); a ist die Distanz von der Vertikalen durch die Sakrummitte zur vertikalen Tangente an die mediale Hüftkopfkontur, b diejenige zur an den Azetabulumerker angelegten vertikalen Tangente (nach Broughton et al. 1989).

Kapsel-Schenkelhals-Distanz (sonographisch)

Die sonographische Beurteilung der Hüftgelenkkapsel ist insbesondere zur Ergussdiagnostik nützlich und sensibler als die radiologische Beurteilung der Lateralisation. Für Details siehe Kap. 10.

Zentrum-Ecken-(CE-)Winkel nach Wiberg

Der CE-Winkel nach Wiberg (1939) ist der Winkel zwischen dem auf das Hüftkopfzentrum fallende Lot und der vom Hüftkopfzentrum an den äußeren Pfannenrand (Erker des Azetabulum) angelegten Tangente. Da der Erker aus Projektionsgründen nicht eindeutig definierbar ist, können die Messwerte verschiedener Autoren nicht ohne weiteres miteinander verglichen werden; einige verwenden die äußerste Kontur, andere die äußerste Ecke der eindeutig zur Pfanne gehörenden subchondralen Kortikaliskante.

In der Praxis wird der Winkel wie in Abb. 9.**9** bestimmt, indem die beiden Zentren der Femurköpfe durch Kreisschablonen aufgesucht und dann miteinander verbunden werden; dann wird vom Kopfzentrum aus die Tangente an den Pfannenrand gezeichnet. Es versteht sich, dass der CE-Winkel erst dann gemessen werden kann, wenn die Ossifikation des Hüftkopfkerns zur Bestimmung des Hüftkopfzentrums genügend entwickelt und andererseits der laterale Pfannenrand eindeutig identifiziert werden kann. Scoles et al. (1987) haben deshalb für Kinder bis zum Alter von 2 Jahren anstelle des eigentlichen Hüftkopfzentrums das Zentrum des Ossifikations-

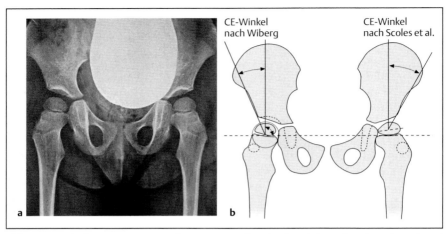

Abb. 9.**9**   Technik zur Bestimmung des Zentrum-Ecken-(CE-)Winkels nach Wiberg (1939) und nach Scoles et al. (1987). Im Standardfall (links) werden beide Hüftkopfzentren durch Kreisschablonen aufgesucht, dann die Zentren miteinander verbunden; im rechten Winkel zu dieser Geraden wird die Körpervertikale konstruiert. Der Wiberg-CE-Winkel (links) ist der Winkel zwischen der Geraden durch Hüftkopfzentrum und Pfannenerker und der Körpervertikalen. Für die Bestimmung nach Scoles et al. (1987) (rechts) wird die Vertikale im rechten Winkel zur Hilgenreiner-Linie konstruiert und das Zentrum des Hüftkopfossifikationskerns durch Halbierung des kraniokaudalen und mediolateralen maximalen Durchmessers ermittelt. Der CE-Winkel wird zwischen der Verbindung Ossifikationszentrum-Pfannenerker und Vertikaler ermittelt.

kerns als Referenz gewählt. Da der so bestimmte Winkel ein wichtiger, einfach bestimmbarer Parameter ist, wurden die so gewonnenen Daten in Abb. 9.**10** mit aufgenommen. Verschiedene Autoren haben Normalwerte für den CE-Winkel während der Entwicklung angegeben (z. B. Severin 1943, Fredensborg 1976, Muenzenberg 1965), hier werden neben den Normalwerten von Scoles et al. (1987) für jüngere Kinder jene von Brueckl et al. (1972) für den „echten" Wiberg-CE-Winkel wiedergegeben (Abb. 9.**10**).

Der CE-Winkel ist ein Maß für die Überdachung des Hüftkopfes. Winkelwerte beim Erwachsenen > 25° werden von den meisten Autoren (z. B. Wiberg 1939, Jentschura 1951, Mandal u. Bhan 1996) als normal angesehen. Im Bereich zwischen 20° und 25° findet sich eine Überlappung normaler und dysplastischer Hüften, Werte < 20° entsprechen dysplastischen Hüften. Nach Legal et al. (1988) sollten aus biomechanischen Gründen die Hüftkopfradien mitbewertet werden, da bei großen Hüftkopfradien ein kleiner CE-Winkel gleich „gut" sein kann wie ein großer CE-Winkel bei kleinerem Hüftkopfradius. Ferner ist zu bedenken, dass mit diesen Winkeln ein dreidimensionales Gebilde wie das Becken durch zweidimensionale Messungen beurteilt wird und die verschiedenen Parameter unterschiedliches Gewicht haben und sich auch gegenseitig beeinflussen. Qualitative Beurteilungen dürfen nicht unterschätzt werden; eine qualitativ perfekt geformte Pfanne mit einwandfreiem, tragenden Erker, jedoch eher kleinerem CE-Winkel kann durchaus eine bessere Prognose haben als eine Hüfte mit weniger guter Formgebung, schlechtem Erker, aber höherem CE-Winkel. Die Genauigkeit der Bestimmung des AC-Winkels wird von Broughton et al. (1989) mit ± 9,1° (95 %-Vertrauensintervall für verschiedene Beobachter) angegeben.

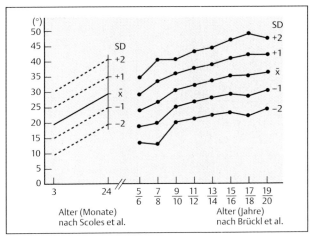

Abb. 9.**10** Normalwerte für Zentrum-Ecken-(CE-)Winkel nach Scoles et al. (1987) und Brueckl et al. (1972). Mittelwerte ± Standardabweichungen (SD), Mädchen und Knaben; n = 100 für die Daten von Scoles et al. (1987); n = 100 für die Daten von Brueckl et al. (1972). Für die ersten 24 Lebensmonate gilt als „C" das Zentrum des Hüftkopfossifikationskerns, für höheres Alter das radiologische Zentrum des Hüftkopfes. Als „E" gilt die äußerste Ecke des radiologisch abgebildeten Pfannenrandes, auch wenn diese infolge eines „Erkerdefekts" evtl. gar keine tragende Funktion haben kann.

Schenkelhals-Schaft-Winkel

Der Schenkelhals-Schaft-Winkel, der bereits von von Mikulicz (1878) beschrieben wurde, ist der Winkel, welchen die Längsachsen des Femurhalses und des Femurschafts miteinander bilden.

Diesem Winkel wurde - ähnlich wie dem Antetorsionswinkel (siehe unten) - für die Entstehung arthrotischer Veränderungen erhebliche Bedeutung beigemessen, die heute wohl nur noch für Extremsituationen einer Coxa valga oder Coxa vara gilt.

Exakte Daten, bestimmt an Leichenpräparaten, wurden von von Lanz u. Mayet (1953) publiziert und sind in Abb. 9.**11** auch für die pränatale Entwicklung wiedergegeben. Früh embryonal steht der Schenkelhals steil. Diese Valgität nimmt dann ab, erreicht ihr Minimum im 8. Schwangerschaftsmonat und steigt bis zur Geburt wieder an. Bei der Geburt ist das während der gesamten prä- und postnatalen Entwicklung höchste physiologische Ausmaß an Valgität zu beobachten. Weitere Untersuchungen mit sehr ähnlichen Daten liegen z. B. von Humphrey (1889) und Shands et al. (1958) vor.

Bei der Bestimmung des Schenkelhals-Schaft-Winkels aus dem Röntgenbild ist zu berücksichtigen, dass die Torsionsverhältnisse am proximalen Femur die projizierten Winkel beeinflussen. Im Regelfall sind daher Abbildungen in mindestens 2 exakt definierten Ebenen notwendig. Die Winkel können dann nach den z. B. von Ryder u. Crane (1953) oder Dunlap et al. (1953) angegebenen Methoden berechnet werden.

Am meisten wird heute wohl die nach Dunn (1952) und Rippstein (1955) benannte Methode zur Bestimmung des Schenkelhals-Schaft-Winkels und des Torsionswin-

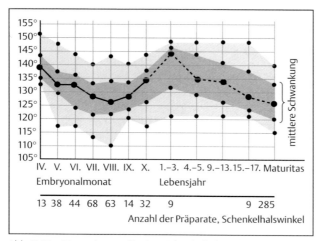

Abb. 9.11 Normalwerte für den Schenkelhalswinkel (nach von Lanz u. Mayet 1953). Angegeben sind die Mittelwerte von Mädchen und Knaben, die Streubereiche und die „mittlere Schwankung" (die mittlere Schwankung ist ein heute nicht mehr gebräuchliches Maß für die Beurteilung einer Verteilung; es ist der Bereich zwischen dem arithmetischen Mittel der Daten über dem Mittelwert sowie dem arithmetischen Mittel der Daten unter dem Mittelwert).

kels des Schenkelhalses angewandt. Benötigt werden dafür 2 auf die Symphyse fokussierte a.-p.-Beckenübersichtsaufnahmen: eine Aufnahme mit gestreckten Hüftgelenken und exakt nach ventral gerichteten Patellae oder - noch besser - über die Tischkante herabhängenden Kniegelenken (zur Sicherung der Neutralstellung in Bezug auf die Rotation) sowie eine zweite Aufnahme mit 90° flektierten und um 20° abduzierten Hüftgelenken (Rotationsmittelstellung), am besten durch Lagerung auf einem für die Größe des Patienten einstellbaren Gestell. Solche Aufnahmen mit Illustration der Messtechnik sind in Abb. 9.12 wiedergegeben.

Mit den gemessenen projizierten Winkeln können dann in Tab. 9.2 (Müller 1957) die zugehörigen reellen Schenkelhals-Schaft-Winkel (= „Centrum-Collum-Diaphysen"-Winkel bzw. CCD-Winkel nach Müller 1957) und Antetorsions-(AT-)Winkel abgelesen werden. Zu bedenken ist dabei, dass die angegebenen „genauen" Werte nur der Theorie entsprechen und in der Praxis lagerungs-, projektions- und messtechnisch bedingte Fehler auch bei großer Sorgfalt beachtlich sind (bis zu 20°; Høiseth et al. 1988). Die Genauigkeit der Bestimmung des Schenkelhalswinkels wird von Broughton et al. (1989) mit ±12,6° (95%-Vertrauensintervall für verschiedene Beobachter) angegeben.

Tab. 9.**2** **Tabelle zum Ablesen reeller „Centrum-Collum-Diaphysen"-(CCD-) und Antetorsions-(AT-)Winkel** aus den projizierten Winkeln bei Aufnahmetechnik nach Dunn (1952) und Rippstein (1955; aus Müller 1957). Mit dem gemessenen projizierten Centrum-Collum-Diaphysen-Winkel und dem Antetorsionswinkel wird in die Tabelle eingegangen. In dem zugehörigen Feld findet sich oben der reelle Antetorsionswinkel, unten der reelle Centrum-Collum-Diaphysen-Winkel

Projizierter CCD ∢		Projizierter Antetorsionswinkel															
		5°	10°	15°	20°	25°	30°	35°	40°	45°	50°	55°	60°	65°	70°	75°	80°
	100°	4	9	15	20	25	30	35	40	45	50	55	60	65	70	75	80
		101	100	100	100	100	99	99	98	97	96	95	94	94	93	92	91
	105°	5	9	15	20	25	31	35	41	46	51	56	60	65	70	75	80
		105	105	104	104	103	103	102	100	100	99	98	97	96	95	94	92
	110°	5	10	16	21	27	32	36	42	47	52	56	61	66	71	76	80
		110	110	109	108	108	106	106	105	104	103	101	99	98	97	95	93
	115°	5	10	16	21	27	32	37	43	48	52	57	62	67	71	76	81
		115	115	114	112	112	111	110	109	107	105	104	102	101	99	96	94
	120°	6	11	16	22	28	33	38	44	49	53	58	63	68	72	77	81
		120	119	118	117	116	115	114	112	110	108	106	104	103	101	98	95
	125°	6	11	17	23	28	34	39	44	50	54	58	63	68	72	77	81
		125	124	123	121	120	119	118	116	114	112	109	107	105	103	100	95
	130°	6	12	18	24	29	35	40	46	51	55	60	64	69	73	78	82
		130	129	127	126	125	124	122	120	117	116	112	109	107	104	101	96
	135°	7	13	19	25	31	36	42	47	52	56	61	65	70	74	78	82
		135	133	132	131	130	129	126	124	120	118	114	112	109	105	102	96
	140°	7	13	20	27	32	38	44	49	53	58	63	67	71	75	79	83
		139	138	137	135	134	132	130	127	124	120	117	114	111	107	103	97
	145°	8	14	21	28	34	40	45	50	55	59	64	68	72	75	79	83
		144	142	141	139	138	136	134	131	128	124	120	117	114	110	104	98
	150°	8	15	22	29	25	42	47	52	56	61	65	69	73	76	80	84
		149	147	146	144	143	141	138	136	134	129	124	120	116	112	105	100
	155°	9	17	24	32	38	44	50	54	58	63	67	71	74	77	81	84
		154	152	151	149	148	145	142	139	137	132	128	124	119	118	108	102
	160°	10	18	27	34	44	46	52	57	61	65	69	73	76	79	82	85
		159	158	157	155	153	151	147	144	141	134	132	128	122	116	111	103
	165°	13	23	33	40	47	53	57	62	67	69	73	76	78	81	83	86
		164	169	17	159	158	156	153	148	144	140	135	130	122	119	113	106
	170°	15	27	37	46	53	58	63	67	70	73	76	78	80	83	84	87
		169	167	166	164	163	159	157	154	150	145	142	134	130	122	118	113

Obere Zahl = reeller AT ∢   Untere Zahl = reeller CCD ∢

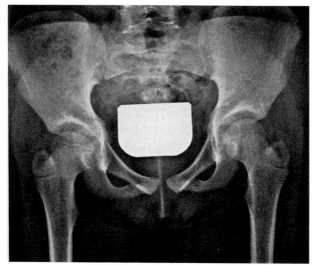

a

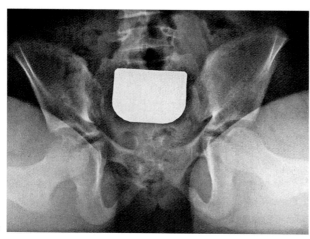

b

Abb. 9.**12**   Illustration der Messtechnik zur Bestimmung der reellen „Centrum-Collum-Diaphy-sen"-(CCD-) und Antetorsions-(AT-)Winkel aus den Projektionen mit neutraler Rotationsstellung der Beine (a) sowie der Projektion nach Dunn (1952) und Rippstein (1955) (b) mit 90° Flexion und 20° Abduktion in den Hüftgelenken.

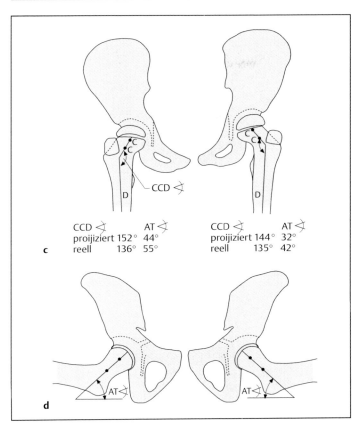

CCD ◁   AT ◁
proijiziert 152° 44°
reell   136° 55°

CCD ◁   AT ◁
proijiziert 144° 32°
reell   135° 42°

c

d

Abb. 9.**12**

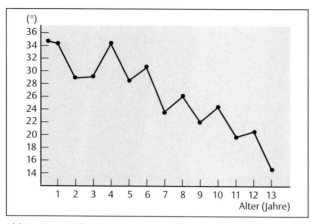

Abb. 9.**13** Vorderer Zentrum-Ecken-Winkel nach Weiner et al. (1993), nur Mittelwerte.

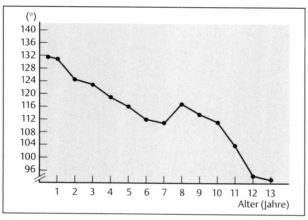

Abb. 9.**14** Axialer Azetabulumindex nach Weiner et al. (1993), nur Mittelwerte.

Schnittbilddaten im Computertomogramm (CT) und in der Magnetresonanztomographie (MRT)

Schnittbilddaten bekommen zunehmende Bedeutung für die exakte Analyse des Hüftgelenks, insbesondere der Hüftpfanne. Normalwerte für verschiedene Winkel im CT wurden von Weiner et al. (1993) an 170 normalen Hüften bestimmt. Die Mittelwerte sind in Abb. 9.13 und Abb. 9.14 wiedergegeben. Die Daten zeigen eine im Wachstum zunehmende Pfannentiefe sowie eine zunehmende ventrale und dorsale knöcherne Hüftkopfeinfassung bei konstant bleibender Anteversion. Die Messtechnik ist zusammen mit MR-Tomogrammen in Abb. 9.15–9.19 dargestellt. Mit der MRT wurden von Exner u. Frey (1997) in analoger Weise Winkel bestimmt, wobei anstelle der knöchernen Pfannenstrukturen die knorpeligen Begrenzungen als Referenz benutzt wurden.

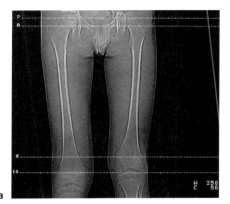
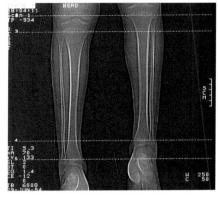

a

b

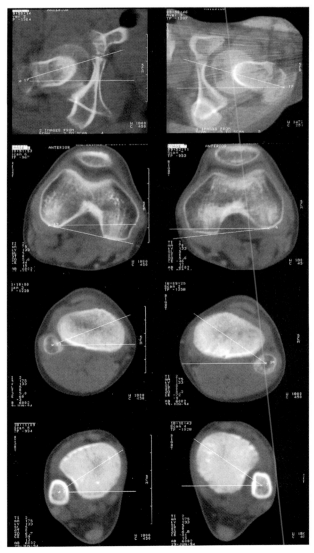

c

Abb. 9.**15** Bestimmung der Torsionsverhältnisse von Femur und Tibia im Computertomogramm. Im Scanogramm (oben) sind die Schnittebenen zur Bestimmung des Hüftkopfzentrums, der Schenkelhalsachse, der dorsalen Tangente an den Femurkondylen, der Achse durch den Tibiakopf und durch die distale Tibiaepiphyse dargestellt. Die Winkel werden gegen die Horizontalebene der Unterlage gemessen und dann voneinander subtrahiert.

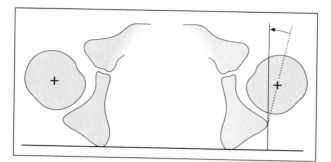

Abb. 9.**16**   Messtechnik für den dorsalen Zentrum-Ecken-Winkel δ im Kernspintomogramm.

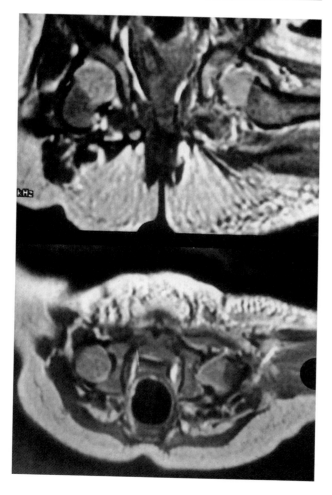

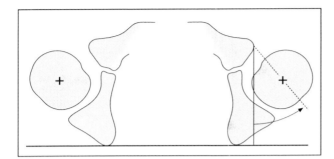

Abb. 9.**17** Messtechnik für den ventralen Zentrum-Ecken-Winkel γ im Kernspintomogramm.

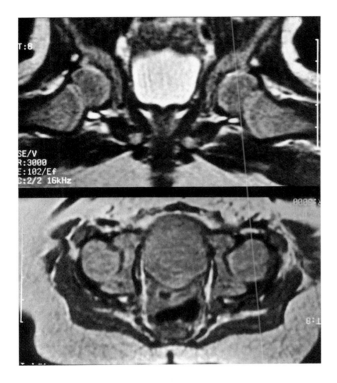

Mit der MRT kann aufgrund der multiplanaren Abbildung auch in der Frontalebene gemessen werden. Es fanden sich bei als normal angesehenen Hüften im ersten Lebensjahr Werte für α zwischen 86° und 140°, für β zwischen 8° und 22°, für γ zwischen -16° und -50°, für δ zwischen -8° und -25° und für ε zwischen 55° und 66°. Die knorpelige Hüftkopfeinfassung dürfte aber auch eher konstant bleiben, da ein Teil später verknöchert und das nicht verknöcherte Labrum bis Wachstumsabschluss relativ kleiner wird. Weitere MRT-Daten in Bezug auf die Behandlung der Hüftdysplasie mit ähnlicher Messtechnik geben Duffry et al. (2002) an. Normalwerte im CT von Erwachsenen werden von Anda et al. (1991) beschrieben.

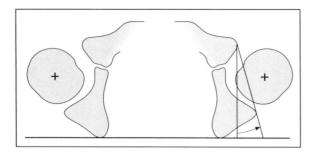

Abb. 9.**18** Messtechnik für die Anteversion der Pfanne (β) im Kernspintomogramm.

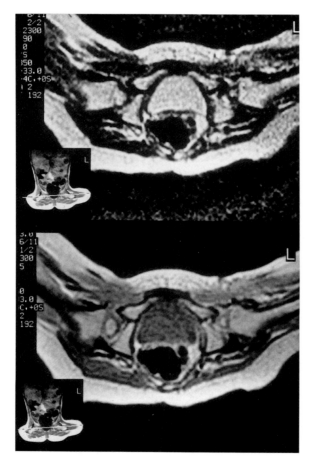

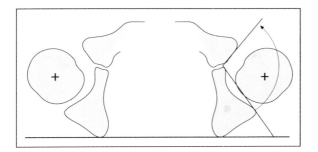

Abb. 9.**19** Messtechnik für den axialen Azetabulumindex (α) im Kernspintomogramm.

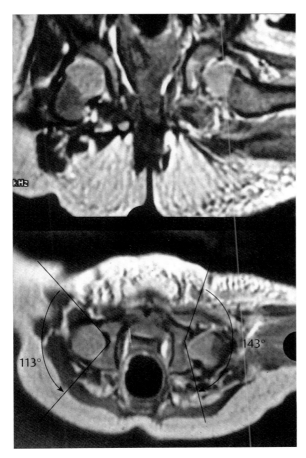

Femurtorsionswinkel

Unter dem Femurtorsionswinkel wird der Winkel verstanden, den der projizierte Winkel zwischen der dorsal an die Femurkondylen angelegten Tangente und der Schenkelhalsachse bildet. Dieser wurde ebenfalls bereits von von Mikulicz (1887) beschrieben. Zeigt die Schenkelhalsachse nach ventral, was der Regelfall ist, wird von Antetorsion gesprochen, zeigt sie nach dorsal, von Retrotorsion.

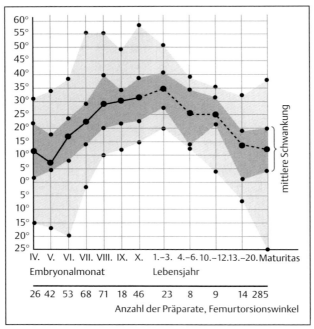

Abb. 9.20 Normalwerte für den Femurtorsionswinkel (aus von Lanz u. Mayet 1953). Angegeben sind die Mittelwerte von Mädchen und Knaben, die Streubereiche und die „mittlere Schwankung" (die mittlere Schwankung ist ein heute nicht mehr gebräuchliches Maß für die Beurteilung einer Verteilung; es ist der Bereich zwischen dem arithmetischen Mittel der Daten über dem Mittelwert sowie dem arithmetischen Mittel der Daten unter dem Mittelwert).

Tab. 9.3 Schenkelhalsantetorsions-(AT-)Winkel gesunder Mädchen und Knaben (aus Fabry et al. 1973), gerundet

Alter (Jahre)	AT-Winkel (°) Mittelwert ± 1 Standardabweichung	n
1	31 ± 9	96
2	30 ± 9	74
3	27 ± 7	66
4	26 ± 8	78
5	27 ± 7	66
6	27 ± 7	68
7	23 ± 7	52
8	24 ± 7	40
9	21 ± 6	42
10	21 ± 7	54
11	21 ± 8	40
12	20 ± 6	38
13	20 ± 6	48
14	15 ± 9	34
15	15 ± 8	42
16	15 ± 8	26

Daten, gewonnen an Leichenpräparaten, wurden von von Lanz u. Mayet (1953) publiziert und sind in Abb. 9.**20** wiedergegeben. Eine Reihe weiterer Daten liegen vor, z. B. von Fabry et al. (1973), die in Tab. 9.**3** wiedergegeben sind, oder von Crane (1959).

Die Bedeutung von Achsabweichungen des Schenkelhalses - auch schon innerhalb der physiologischen Variabilität - für die Entstehung einer Hüftgelenkdysplasie oder Coxarthrose ist früher sicher überschätzt worden und hat eine großzügige Indikationsstellung für operative „Achsenkorrekturen" gefördert, die im Licht neuerer Analysen kritischer überprüft werden müssen (z. B. Walker 1983 oder Hubbard et al. 1988). Die Messung der Winkel hat jedoch nicht an Bedeutung verloren, vor allem im Zusammenhang mit Frakturen, Korrekturen bei Epiphysiolysis capitis femoris, Morbus Perthes usw.

Sonographische und computertomographische Bestimmung des Torsionswinkels

Die Torsion des Schenkelhalses kann bei der Fertigung adäquater Schnitte durch den Schenkelhals und die Femurkondylen selbstverständlich auch computertomographisch direkt gemessen werden (z. B. Weiner et al. 1978). Daten zur Genauigkeit der computertomographischen Winkelbestimmungen am Femur wurden an Leichenpräparaten erarbeitet und liegen für Messungen im Scanogramm für die Antetorsion bei $< \pm 2°$ (± 1 Standardabweichung), bei Anwendung von dreidimensionalen Rekonstruktionen unter entsprechender Strahlenbelastung auch für die anderen Winkel bei $< \pm 2°$ (Abel et al. 1994). Computertomographische Torsionsbestimmungen im Wachstum liegen von Keppler et al. (1999) vor (für die Messtechnik siehe auch Abb. 9.**21**, für die Resultate siehe Tab. 9.**4**).

Auch die Sonographie kann zur Torsionsbestimmung eingesetzt werden und ergibt bei entsprechender Korrektur recht hohe Korrelationen mit radiologisch bestimmten Torsionswinkeln (Anda et al. 1988).

Tab. 9.**4** **Verteilung der Femurtorsionswinkel** (nach Keppler et al. 1999), n = 78

	Mittel-wert	95%-Ver-trauens-intervall	Standard-abwei-chung	Mini-mum	Maxi-mum	Signi-fikanz-niveau
Femur (2–3 Jahre)	−22,9°	±9,0°	8,5°	−33,4°	−12,0°	0,047
Femur (4–6 Jahre)	−34,2°	±5,9°	10,3°	−50,0°	−17,0°	0,026
Femur (9–15 Jahre)	−26,4°	±2,1°	7,1°	−43,8°	−12,0°	0,570
Femur (16–18 Jahre)	−19,3°	±6,8°	9,5°	−44,0°	−9,0°	0,013

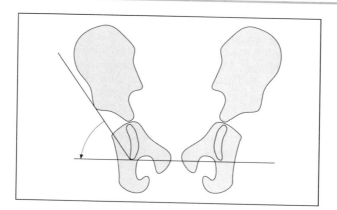

Abb. 9.**21** Messtechnik für den koronaren Pfannenneigungswinkel ε im Kernspintomogramm.

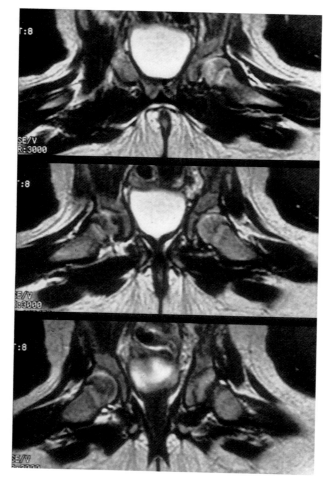

Klinische Bestimmung des Schenkelhalsantetorsionswinkels

Der Schenkelhalsantetorsionswinkel bestimmt unter anderem das Ausmaß der Drehbewegung im Hüftgelenk und beeinflusst auch die Stellung der Fußlängsachse beim Gehen (Kap. 11). Normalwerte für das maximale Ausmaß der Hüftgelenkinnen- und -außenrotation bei Streckstellung finden sich bei Engel u. Staheli (1974) und Staheli et al. (1985); siehe Abb. 9.**22** und Abb. 9.**23**.

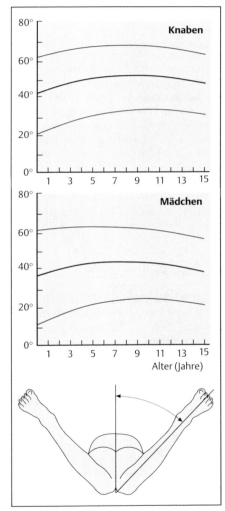

Abb. 9.**22**   Bewegungsumfang der Hüftgelenke, Innenrotation. Mittelwerte und 2-Standardabweichungsbereich für maximale Hüftgelenkinnenrotationsfähigkeit bei gestrecktem Hüftgelenk für Mädchen (unten) und Knaben (oben) (nach Staheli et al. 1985), Resultate an 100 Kindern.

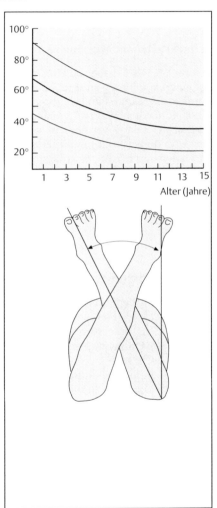

Abb. 9.**23**   Bewegungsumfang der Hüftgelenke, Außenrotation. Mittelwerte und 2-Standardabweichungsbereich für maximale Hüftgelenkaußenrotationsfähigkeit bei gestrecktem Hüftgelenk für Mädchen und Knaben (nach Staheli et al. 1985), Resultate an 100 Kindern.

Hüftmechanik

Die hier angeführten, sehr ausgewählten Daten beziehen sich in erster Linie auf pathomechanische Faktoren bei der Epiphysiolysis capitis femoris (Ecf) und sind als Hinweise auf die bei offenen Epiphysenfugen noch komplexere Situation zu verstehen. Die Ecf ist jedoch ein interessantes Beispiel dafür, dass aus den vereinzelten Beobachtungen von Ecf bei verschiedenen Endokrinopathien (wie Hypothyreose, renale Rachitis) ohne weitere kritische Analysen verallgemeinernd auf endokrine Pathomechanismen als generelle Ursache der Ecf geschlossen wurde (Exner 1986).

Scherkraftresistenz der Femurkopfepiphysenfuge

Chung et al. (1976) haben an proximalen Femurpräparaten die Scherkraftresistenz des Epiphysenkomplexes untersucht und eine erhebliche Bedeutung des perichondralen fibrokartilaginären „Bandes" festgestellt. Die Stabilität dieses Bandes ist in der frühen Kindheit maximal und nimmt in der Adoleszenz ab. Die Scherkraftresistenz ist in der Adoleszenz relativ vermindert, sodass in besonderen Situationen physiologische Kräfte für die Auslösung einer Ecf genügen können. Übergewichtigkeit kann daher als rein mechanischer Faktor wirken. Die Auflockerung des Epiphysen-Perichondrium-Komplexes dürfte physiologisch durch den Wachstumsschub erklärt werden können.

Vektoranalysen (z. B. Pritchett u. Perdue 1988) lassen ferner darauf schließen, dass bereits geringe Abweichungen in der geometrischen Position der Epiphysenfugenebene starken Einfluss auf die Richtung des Kraftflusses haben; bei 10° Retroversion könnte die Epiphysenfuge bei sonst unveränderten Bedingungen einem um 20 % erhöhten Scherungsstress ausgesetzt werden.

Epiphysenfugen-Femurschaft-Winkel

Die Beziehung der Lage der Femurkopfepiphysenfuge zur Femurschaftachse in A.-p.-Standardbeckenaufnahmen mit nach vorn gerichteter Patella wurde von Mirkopoulos et al. (1988) untersucht. In Abb. 9.**24** sind Messtechnik und Normalwerte wiedergegeben. Die Epiphysenfuge steht beim Kleinkind annähernd horizontal, später praktisch senkrecht zur Schenkelhalsachse. Bei Patienten mit Epiphysiolysis capitis femoris fanden diese Autoren im Mittel kleinere Winkel als bei normaler Anatomie.

Ähnliche Daten zur Beziehung der Epiphysenfugenebene zum Schenkelhals sowie zusätzliche Daten zur Lage der Apophyse des Trochanter major wurden von Heimkes et al. (1993) angegeben.

Form der Femurkopfepiphysenfuge

Nach eigenen Beobachtungen ändert sich auch die Form der Femurkopfepiphysenfuge nicht unerheblich. Bei Säugling und Kleinkind entspricht die Epiphysenfuge einer planen Scheibe, die eine gewisse Wellung aufweist. Später wird sie dann zunehmend gewölbt und nimmt die Form eines Kugelmantels ein. Dieser Formwandel erschwert die Lagebestimmung der Epiphysenfugenebene und bedingt, dass der Femurkopf im Rahmen einer Epiphysenlösung weniger eine Schiebe- als vielmehr einen Rotationsbewegung (Ylae-Jaeaeski et al. 1987) ausführt.

Kräfte, welche auf die Femurkopfepiphyse wirken, wurden von Pauwels (1980) untersucht, während Kräfte, welche am wachsenden Hüftgelenk auf die Femurkopfepi-

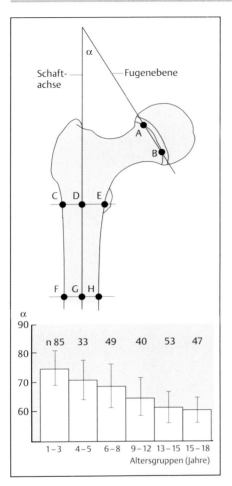

Abb. 9.**24** Methode zur Bestimmung des Epiphysenfugen-Femurschaft-Winkels α aus dem Röntgenbild (oben) und Normalwerte (unten), Mädchen und Knaben, Mittelwerte ± 1 Standardabweichung (nach Mirkopoulos et al. 1988).

physe und die Apophyse des Trochanter major wirken, von Heimkes et al (1993) aufgrund anatomischer Untersuchungen und auf diesen basierenden mathematischen Modellen berechnet wurden.

Weitere Hüftdaten

Eine Reihe weiterer Daten kann für die Beurteilung des Hüftgelenks während des Wachstums von Interesse sein, wie z. B. die Hüftpfannentiefe (Laurenson 1965), die Formentwicklung der Hüftkopfepiphyse (Heyman u. Herndon 1950) zur prognostischen Beurteilung bei Morbus Calve-Legg-Perthes, die artikulotrochantäre Distanz zur Beurteilung eines Trochanterhochstandes (Engelhardt 1988) und Hüftwertbestimmungen aufgrund der Kombination einer Reihe von Winkeln und Distanzen (Busse et al. 1972). Diese Daten dienen vor allem der Bearbeitung spezieller Fragestellungen; Informationen über echte Normalwerte sind auch entsprechend beschränkt, sodass hier nur auf die genannte Literatur hingewiesen wird. Die Daten sind in den entsprechenden Lehr- und Handbüchern zu finden, insbesondere sei hier auf Toennis (1984), Engelhardt (1988) und auch Debrunner (1978) (mit allerdings überwiegend Daten nach Wachstumsabschluss) verwiesen.

10 Hüftsonographie

Dysplasiediagnostik

Am kindlichen Hüftgelenk hat die Sonographie ihre größte Bedeutung in der Dysplasiediagnostik. Für Untersuchungstechnik und Normalwerte wird auf die spezielle Literatur, insbesondere des Entwicklers sowohl der Methode als auch der heute gebräuchlichsten Abbildungsebene (Graf 1986), verwiesen. Spätestens im Alter von 3 Monaten muss das Hüftgelenk nach den sonographischen Kriterien (Formgebung der Pfanne und des knöchernen Erkers, Lage der knorpeligen Pfannenanteile, α-Winkel $> 60°$) ausgereift sein. Für das Auftreten des Ossifikationskerns der Femurkopfepiphyse im Sonogramm siehe Kap. 9 (Abb. 9.**2**).

Da Daten zur Hüftgelenksonographie im Neugeborenenalter, in dem der Untersuchung für das Hüftdysplasie-Screening besondere Bedeutung zukommt, erst vereinzelt vorliegen, werden hier einige Aspekte einbezogen.

In der Neugeborenenphase zeigt nur ein Teil der Kinder einen sonographischen Hüftbefund, wie er beim 3 Monate alten Kind vorliegen muss, damit eine normale weitere Hüftgelenkentwicklung angenommen werden darf. Ein beträchtlicher Teil der Kinder zeigt einen als physiologisch unreif zu bezeichnenden Befund mit einem α-Winkel zwischen 50° und 60°; ferner ist beim Neugeborenen der so genannte knöcherne Erker oft physiologischerweise abgerundet, wie in Abb. 10.**1** gezeigt.

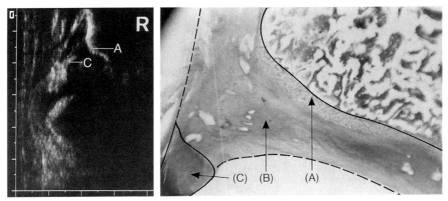

Abb. 10.**1** Pfannenerker beim Neugeborenen im stark vergrößerten Schnittbild (unten) im Vergleich zum Sonogramm (oben) mit ausgeprägtem – noch physiologischem – „Erkerdefekt". Angrenzend an den Knochen ist der zellreiche Wachstumsknorpel (A) erkennbar, dem der hyaline Gelenkknorpel (B) aufgelagert ist; der Faserknorpel des so genannten Ringbandes (C) bildet den äußersten Zipfel des Labrum. Im Ultraschallbild zeigt sich eine schöne Konkavität der Pfanne, jedoch besteht ein erheblicher, noch als physiologisch anzusehender, jedoch unbedingt kontrollbedürftiger Defekt des knöchernen Erkers. Das histologische Schnittbild wurde freundlicherweise von Dr. Oelkers zur Verfügung gestellt.

Dies kann die Abgrenzung zu einer steilen „dysplastischen" Pfanne schwierig machen und erlaubt auch nicht das Anlegen der Grundlinie nach der Originalmethode von Graf (1986) als Tangente an die kaudal der Periost-Perichondrium-Grenze gelegene laterale Struktur des Os ilium; dadurch würde bei physiologisch unreifem Erker ein sonst normales Hüftgelenk als dysplastisch klassifiziert.

Das Sonogramm soll beim Neugeborenen in der Standardebene nach Graf (1986) aufgenommen werden: Schallkopf streng lateral aufgesetzt, Schnittebene am Übergang von der dorsalen Konkavität zur ventralen Konvexität der kranial des Erkers liegenden Strukturen (im Regelfall erscheint dann die laterale Iliumkante kranial der Periost-Perichondrium-Grenze parallel zur Schallkopfebene), Unterrand des Os ilium vollständig abgebildet (Abb. 10.**2**). Die Grundlinie wird an das Os ilium angelegt, α ist dann der Winkel zwischen der Grundlinie und der vom Unterrand des Os ilium (Y-Fuge) an das Azetabulum angelegten Tangente, β wird (im Unterschied zur Originalmethode von Graf 1986) durch den Winkel zwischen der Grundlinie und einer Geraden aus dem Schnittpunkt des Winkels α durch das Zentrum des Ringbandes bestimmt.

Die Verteilung der α- und β-Winkel linker Hüften von 615 nicht selektierten Neugeborenen ist in Abb. 10.**3** wiedergegeben. Es besteht eine schwache negative Korrelation zwischen α und β (r = -0,22), die jedoch in Anbetracht der großen Zahl signifikant ist.

Hüften von Neugeborenen mit α-Winkeln < 50° entwickeln sich nahezu immer ungenügend und müssen deshalb als dysplastisch gewertet werden; ein β-Winkel (bestimmt nach der hier beschriebenen Messmethode) > 75° ist als Dezentrierung anzusehen. Die Verteilung von α-Winkeln Neugeborener mit später normaler Hüftentwicklung ist in Abb. 10.**4** dargestellt.

Wie eingangs erwähnt, müssen alle Hüftgelenke im Alter von 3 Monaten ausgereift sein, das heißt dass auch α mindestens 60° erreicht haben muss. In Anbetracht des

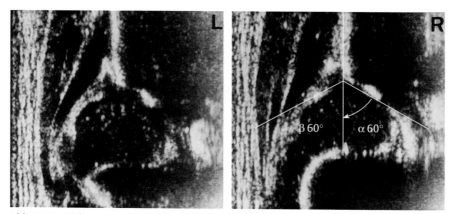

Abb. 10.**2** Hüftsonogramme in der Technik nach Graf (1986) (rechts/links) eines gesunden 10 Tage alten Kindes. Im rechten Hüftgelenk sind die Hilfslinien zur Bestimmung der Winkel α und β eingetragen.

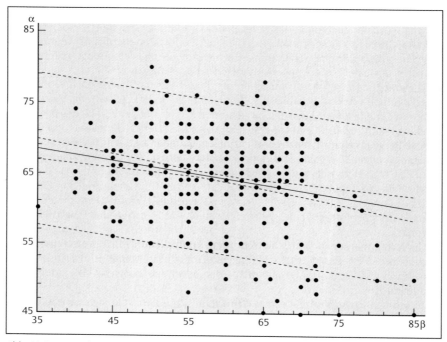

Abb. 10.**3** α- und β-Winkel beim Neugeborenen. Nur linke Hüften von 615 Kindern, ein Punkt kann mehreren Messdaten entsprechen (Exner, unveröffentlichte Daten).

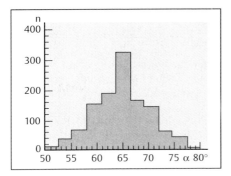

Abb. 10.**4** Verteilung der α-Winkel > 50°
im Sonogramm Neugeborener. Aus dem
Verteilungsmuster kann geschlossen werden, dass es sich hier um eine „normale"
Verteilung handelt (aus Exner 1988).

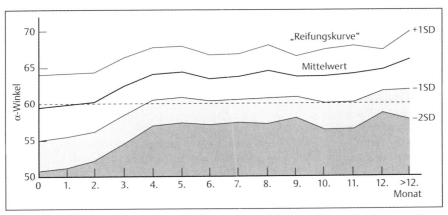

Abb. 10.**5** Die sonographische Hüftreifungskurve nach Tschauner (1994) zeigt die Entwicklung
des α-Winkels. Als ausgereift werden Hüften mit α ≥ 60° angesehen. Der Bereich zwischen −1
und −2 Standardabweichungen (SD) wird als pathologisch und behandlungsbedürftig angesehen.

Messfehlers sollten nach eigenen Erfahrungen Hüftgelenke, die beim Neugeborenen
α < 60° aufweisen, bis zur Ausreifung verfolgt werden. Im Alter zwischen 0 und 3
Monaten wird eine mindestens lineare Zunahme der unteren Grenzwerte gefordert
(Graf 1986).

Von Tschauner et al. (1994) liegen Daten über den α-Winkel im ersten Lebensjahr
vor; die in Abb. 10.**5** wiedergegebene „Reifungskurve" ist eine modifizierte Darstellung dieser Daten (aus Graf 2000). Problematisch an diesen Kurven ist, dass der Bereich von mehr als -1 Standardabweichung als kontrollbedürftig bewertet wird - aus-
gehend davon, dass ein normales Hüftgelenk eines über 3 Monate alten Kindes einen
α-Winkel > 60° haben sollte. Demnach müssten 16 % der Hüften dieser Kinder als zumindest fraglich pathologisch bewertet werden (siehe auch Statistik, Kap. 18). Es ist
daher davon auszugehen, dass die α-Winkel beim älteren Kind nicht normal verteilt
sein dürften („Skewed Distribution"). Hinzu kommt, dass die Definition normalerweise nicht ausschließlich aus den Winkeldaten abgeleitet werden sollte. Nach Ansicht dieses Autors zeigen qualitative und quantitative Auswertungen bei hüftgesun-
den Kindern und Erwachsenen praktisch immer seitengleiche Verhältnisse. Ein Abschluss der Behandlung einer Hüftdysplasie sollte deshalb erst erfolgen, wenn normale Messwerte und Seitengleichheit erreicht sind.

Sonographische Diagnostik der Hüftgelenkkapsel und des Hüftgelenkergusses

Die Hüftgelenkkapsel ist sonographisch sehr gut darstellbar. Damit ist die Sonographie zur Ergussdiagnostik sehr gut geeignet und sensibler als die radiologische Beurteilung der Lateralisation des Hüftkopfes (siehe auch Waldenström-Distanz, Kap. 9).

In der erstmals von Wingstand u. Egund (1984) beschriebenen Methode wird der Transducer ventral in Schenkelhalslängsrichtung aufgesetzt (siehe Schema in Abb. 10.**6**) und das Bein zum Ausgleich der Antetorsion so weit nach innen gedreht, dass der Schenkelhals parallel zur Schallkopfebene abgebildet wird; dabei müssen die Femurkopfrundung und die Epiphysenfuge einwandfrei zur Darstellung kommen, um reproduzierbar den Abstand der Kapsel zum Schenkelhals am Übergang zum Hüftkopf messen zu können (Abb. 10.**6**). Normalerweise berührt die zarte Kapsel den ventralen Hüftkopfrand. Bei gesunden Kindern und Jugendlichen (Exner u. Schreiber 1987) wurde mit dieser Technik ein Kapsel-Schenkelhals-Abstand von 4–7 mm gefunden. Aufgrund von Rechts-Links-Seitenvergleichen bei Gesunden und Kranken kann eine Seitendifferenz von > 2 mm als signifikant betrachtet werden.

Im dem Schnitt, wie er für die Ergussdiagnostik angewandt wird, haben Tegnander u. Terjesen (1995) verschiedene Normalwerte für Vergleiche bei Hüftdysplasie angegeben. Die Dysplasiediagnostik beim älteren Kind basiert jedoch nach wie vor auf dem Standardröntgenbild, es wird hier auf die Wiedergabe verzichtet.

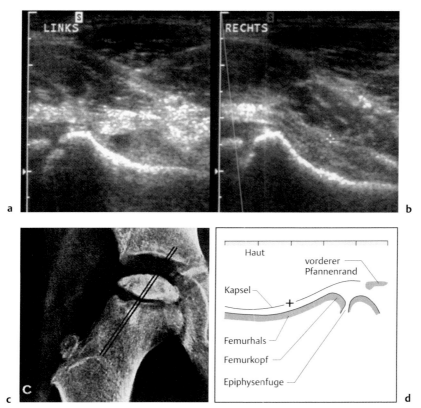

Abb. 10.**6** Sonographische Hüftgelenkdiagnostik am Beispiel eines Kindes mit Morbus Perthes. Pathologisch veränderte (a) und gesunde (b) Seite; Röntgenbild mit Skizzierung der Transducerebene (c). Schematische Darstellung der sonographisch wichtigen Strukturen (d).

11 Beinachsen

Klinische Bedeutung

Für den Kinderarzt und Orthopäden ist wichtig, dass das gesunde Durchschnittskind zunächst mit O-Beinen auf die Welt kommt, die nach Gehbeginn über neutrale Achsen in eine leichte X-Beinigkeit manchmal auch überschießend korrigiert werden, um dann nach dem 4.5. Altersjahr die physiologischen Erwachsenenwerte mit neutraler mechanischer Achse zu erreichen.

Physiologischerweise kann sich sehr ausgeprägte O- oder X-Beinigkeit finden, und es ist wichtig, pathologische Zustände (in erster Linie metabolisch durch Rachitis verursacht, ferner im Rahmen von Skelettdysplasien) zu differenzieren. Neben dem physiologischen Wandel der Achsen in der Frontalebene sind der Formwandel der Torsion des Femur (Kap. 9) und des Unterschenkels von Bedeutung.

Die Antetorsion des Femur ist beim Neugeborenen am stärksten ausgeprägt und nimmt kontinuierlich bis Wachstumsabschluss ab. Dem steht eine neutrale Torsionsachse der Unterschenkel beim Neugeborenen gegenüber. Eine Torsion des Unterschenkels nach auswärts entwickelt sich erst nach der Geburt, mit kontinuierlicher Zunahme bis zum 4. Lebensjahr; sie bleibt dann konstant. Die Folge dieser Torsionsverhältnisse ist eine zunächst beim Neugeborenen einwärts stehende Fußlängsachse, die auch bei Gehbeginn in Form eines Einwärtsgangs noch deutlich ist. Diese Formverhältnisse sind am besten ontogenetisch zu erklären als Relikt des Kletterns unserer anthropoiden Vorfahren.

Diese Änderung der Achsenverhältnisse und die sie begleitende Änderung der Ausrichtung der Epiphysenfugen ist Folge der geänderten mechanischen Belastung. Die Epiphysenfugen richten sich grundsätzlich perpendikulär zu den durchschnittlich wirkenden Druck- und Zugbelastungen aus.

Verschiedene Achsen bestimmen Statik und Funktion der Beine. Fast alle diesbezüglich relevanten Parameter weisen eine Altersabhängigkeit auf. Die Torsion des Femur wird in Kap. 9 behandelt. Einige weitere wichtige Parameter mit bekannten Normalwerten sollen hier zusammengestellt werden.

Tibiofemoralwinkel („Knieachsen")

Viele Kinder gehen in ihrer normalen Entwicklung durch eine Phase mit O- und/oder X-Beinen. Normalwerte haben deshalb zur Abgrenzung pathologischer von physiologischen Zuständen Bedeutung, insbesondere auch für die Kenntnis der Extreme, wenn möglicherweise Korrekturmaßnahmen zur Diskussion stehen.

Die Beschreibung eines X- oder O-Beines kann sehr einfach durch die Messung des Intermalleolar- bzw. Interkondylarabstandes erfolgen, wobei der Beinstellung in Bezug auf Rotation, Belastung und Streckung im Kniegelenk erhebliche Bedeutung für

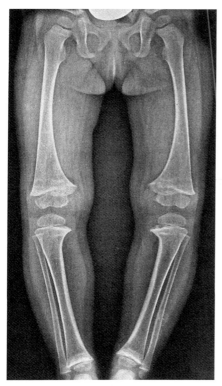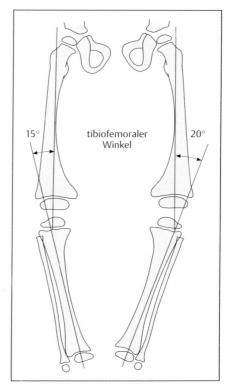

Abb. 11.1 Messtechnik zur Bestimmung des Tibiofemoralwinkels. O-Beine bei Vitamin-D-Mangel-Rachitis, 3-jähriges Mädchen. Die tibiofemoralen Winkel (rechts 15°, links 20°) liegen hier im obersten Normbereich.

den Messfehler zukommt. Dies gilt natürlich ebenso für radiologische Bestimmungen. Klinische Messungen des Tibiofemoralwinkels, des Interkondylarabstandes bzw. der Intermalleolardistanz wurden von Cahuzac et al. (1995) gemessen und Normalwerte mit Streubereichen publiziert. Diese Daten bestätigen die klinische Erfahrung, dass sich präpuberal bei beiden Geschlechtern gleiche Verhältnisse mit einem durchschnittlichen Valguswinkel von 5,5° finden (der beim Mädchen bleibt) und mit dem weiteren Wachstum beim Knaben dann eine Tendenz zur O-Beinigkeit besteht, mit durchschnittlich 4,4° Valgusstellung. Daraus entsteht der „Erfahrungseindruck", dass X-Beinigkeit eher „feminin" und O-Beinigkeit „maskulin" erscheint.

Diese Änderung der mechanischen Beinachse unter der Steh- und Gehbelastung wird als „Pendelmechanismus" interpretiert (MacMahon et al. 1995). Die Winkelmessung der femorotibialen Achse ist aufgrund der natürlichen Krümmung der Knochen besonders beim Kind schwierig; die Messproblematik wurde von Hendersson et al. (1990) untersucht und ergab einen Interobserver-Error von 4,3° ± 2,5°.

Longitudinale Messdaten des Winkels zwischen den Femur- und Tibialängsachsen im A.-p.-Röntgenbild wurden von Salenius u. Vankka (1975) publiziert. Die Messtechnik ist in Abb. 11.1 dargestellt. In den untersuchten Altersgruppen zwischen 0 und 13 Jahren waren die Daten für Mädchen und Knaben nur geringfügig verschie-

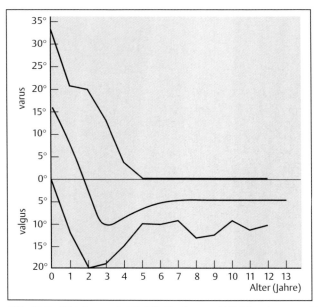

Abb. 11.**2** Tibiofemoralwinkel für Knaben und Mädchen im a.–p.-Röntgenbild (nach Salenius u. Vankka 1975). Mittelwerte und Extrembereiche (n = 1480); Standardabweichung bei Knaben durchschnittlich ±10°, bei Mädchen ±7°.

den, sodass hier nur gemischte Daten für beide Geschlechter wiedergegeben werden (Abb. 11.**2**).

Beim Säugling findet sich meist ein O-Bein, am Ende des 1. Lebensjahres weist das „Durchschnittskind" einen Winkel von 0° auf, am Ende des 2. Lebensjahres erreicht es ein maximales X-Bein, das sich langsam bis zum 8. Lebensjahr zurückbildet, wenn die annähernd dem Erwachsenen entsprechende Achsenstellung zwischen Femur und Tibia erreicht wird.

Die normale Verteilung der Winkel war bei Knaben mit einer Standardabweichung von durchschnittlich ± 10° etwas breiter als bei Mädchen mit durchschnittlich ± 7°.

Es gibt sehr extreme physiologische Abweichungen für O- und X-Beine im Wachstum, und das Ausmaß der Abweichung bei der Erstuntersuchung allein erlaubt keine Prognose, weshalb der exakten Dokumentation und Beurteilung der Verlaufsdynamik besondere Bedeutung zukommt (Shinohara et al. 2002). Dieses Problem wurde in ähnlicher Weise von Bowen et al. (1992) angegangen; Kinder mit einem meta-diaphysären Winkel der Tibia von > 16° zeigten fast ausnahmslos eine Progression, jedoch fanden sich bei Kindern mit solch hohen Winkeln einige Fälle mit spontaner Korrektur.

Lage der kniegelenknahen Epiphysenfugen

Daten hierzu finden sich bei Lang u. Wachsmuth (1972), die in Abb. 11.**3** wiedergegeben sind. Die proximale Tibiaepiphysenfuge bleibt zeitlebens nahezu rechtwinklig zur Tibiadiaphysenlängsachse. Die distale Femurepiphysenfuge bildet beim Neugeborenen mit der Femurdiaphysenachse einen medial (tibiaseitig) spitzen Winkel, der während der ersten beiden Lebensjahre zunimmt (beim 2-jährigen Kind bereits den

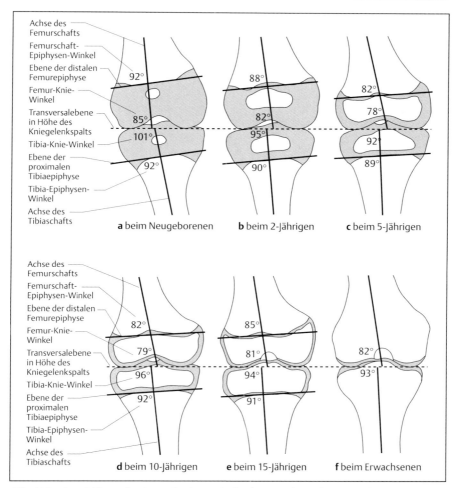

Abb. 11.**3** Entwicklung der Lage der kniegelenknahen Epiphysenfugen in der Frontalebene (nach Lang u. Wachsmuth 1972).

rechten Winkel überschritten hat), sich danach weiter öffnet und bis Wachstumsabschluss stumpf bleibt. Verteilungsbereiche bei Gesunden sind nicht bekannt. In der Frontalebene bleibt die Kniegelenkachse zeitlebens horizontal.

Patella

Die Position der Patella hat Bedeutung bei femoropatellaren Problemen einschließlich Instabilitätsproblemen. Die Normalwerte von Walker et al. (1998) für die Position der Patella und damit der Länge des Ligamentum patellae sind in Abb. 11.**4** und Abb. 11.**5** wiedergegeben, die Messtechnik in Abb. 11.**6**. Eine Zusammenstellung für verschiedene für Erwachsene angegebenen Messtechniken und Normalwerte geben Seil et al. (2000).

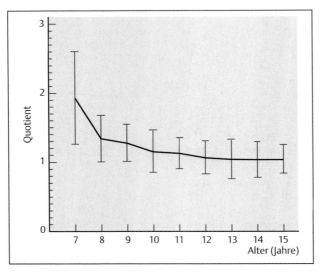

Abb. 11.**4** Quotient aus der Länge des Ligamentum patellae und der Patellahöhe (nach Walker et al. 1998) für Mädchen. Mittelwerte ± 2 Standardabweichungen.

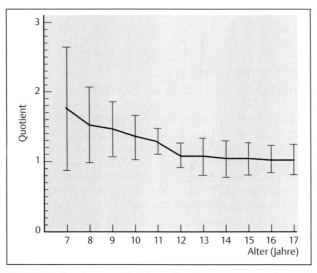

Abb. 11.**5** Quotient aus der Länge des Ligamentum patellae und der Patellahöhe (nach Walker et al. 1998) für Knaben. Mittelwerte ± 2 Standardabweichungen.

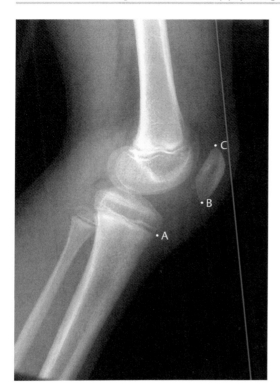

Abb. 11.**6** Seitliches Röntgenbild zur Bestimmung der Längenrelation zwischen Ligamentum patellae (Strecke AB) und Patellahöhe (Strecke BC).

Lage der distalen Tibiaepiphysenfuge und der Sprunggelenkachse

Nach Lang u. Wachsmuth (1972) bildet die Ebene der distalen Tibiaepiphysenfuge mit der Tibialängsachse beim 12-Jährigen einen rechten Winkel, der bis zum Wachstumsabschluss bleibt, während beim Neugeborenen und auch noch beim 2-Jährigen Tibialängsachse und Epiphysenfuge einen medial spitzen Winkel bilden. Weitergehende Normalwertdaten mit Streubereichen liegen hier ebenfalls nicht vor.

Die Sprunggelenkachse in der Frontalebene, bestimmt anhand der tibiotalaren Gelenkfläche, ist beim Neugeborenen stark geneigt, von lateral-kranial nach medial-kaudal abfallend, und richtet sich mit zunehmendem Alter horizontal aus (Abb. 11.**7**). Detailliertere Normalwerte für die Achsenverhältnisse im Sprunggelenkbereich liegen erst für Erwachsene vor (z. B. Imman 1976). Sehr schöne Makroschnitte des distalen tibiofibularen Verbundes zur Analyse der postpartalen Entwicklung der Epiphysen sowie Form und Ausrichtung der Epiphysenfugen wurden von Love et al. (1990) publiziert.

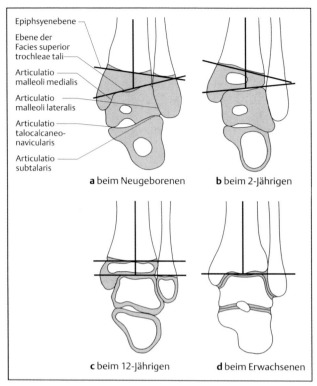

Epiphsyenebene
Ebene der
Facies superior
trochleae tali
Articulatio
malleoli medialis
Articulatio
malleoli lateralis
Articulatio
talocalcaneo-
navicularis
Articulatio
subtalaris

a beim Neugeborenen   **b** beim 2-Jährigen

c beim 12-Jährigen   **d** beim Erwachsenen

Abb. 11.7   Lage der distalen Epiphysenfugenebene und der tibiotalaren Gelenkfläche in der Frontalebene in verschiedenen Altersstadien (nach Lang u. Wachsmuth 1972).

Torsion der Tibia

Die Tibia weist (ähnlich wie das Femur) eine Torsion auf, welche die Beziehungen der Kniegelenkquerachse und der (meist aus einer transmalleolären Verbindungslinie erfassten) Sprunggelenkquerachse zueinander bestimmt (z. B. Yoshioka et al. 1989). Die exakte Messung dieser Achsen ist am Lebenden praktisch nur mittels aufwändiger Verfahren - wie Computertomographie (Jakob et al. 1980), Röntgenstereophotogrammetrie (Lundberg et al. 1989) oder Magnetresonanztomographie - möglich. Normalwerte der Tibiatorsion aufgrund von computertomographischen Torsionsbestimmungen liegen für Kinder von Kristiansen et al. (2001) vor und sind in Abb. 11.**8** wiedergegeben. Störend ist allerdings, dass die proximale Referenz in das Femur gelegt wurde und deshalb nicht die Torsion der Tibia direkt erfasst wird.

Die auch von uns eingesetzten Schnitte sind in Abb. 9.**15** wiedergegeben. In dieser Technik fanden Keppler et al. (1999) bemerkenswerterweise keine Altersabhängigkeit bei 2- bis 18-jährigen mit 32,3° ± 2,3° (Mittelwert ± Standardabweichung), einem Minimum von 10° und einem Maximum von 56°.

Sonographisch kann die Tibiatorsion an deren Hinterkante erfasst werden (Joseph et al. 1987), wobei der Interobserver-Error für den Messwert bei Gesunden bei Krishna et al. (1991) mit 3,8° (95 %-Konfidenzintervall) angegeben wird; auch diese Autoren fan-

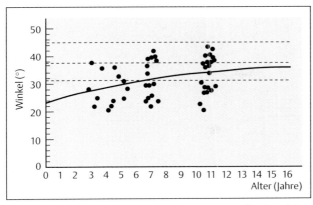

Abb. 11.**8** Im Computertomogramm gemessene Torsionsdaten der Tibia (nach Kristiansen et al. 2001).

den bei 4- bis 15-jährigen gesunden Probanden keine Altersabhängigkeit. Aufgrund früherer anatomischer Untersuchungen (LeDamany 1909) und klinischer Messdaten von Khermosh et al. (1971), wobei die Transmalleolarachse gegenüber der Tuberositas tibiae bestimmt wurde, entwickelt sich die Tibiatorsion in den ersten 4 Lebensjahren; beim Neugeborenen beträgt sie 0°, beim Erwachsenen liegt sie im Durchschnitt bei 24°. Alle diese Daten sind bemerkenswert, insofern als allgemein angenommen wird, dass die Torsion der Tibia während des gesamten Wachstums zunehmen würde.

Klinische Daten haben deshalb hier Vorrang. Normalwerte für die Stellung der Fußachsen gegenüber der Körperlängsachse und dem Oberschenkel wurden von Staheli et al. (1985) publiziert.

Position der Fußlängsachse beim Gehen

Diese wird erfasst als der Winkel zwischen der Fußlängsachse und der Laufrichtungsgeraden. Mittelwerte und 2-Standardabweichungsbereich für verschiedene Altersgruppen sind in Abb. 11.**9** wiedergegeben. Die Genauigkeit hängt sowohl von der Kooperation des Probanden als auch vom Untersucher ab. Diese Daten sind zur Beurteilung eines „Einwärtsganges" (negative Winkel) oder „Auswärtsganges" (positive Winkel) von Bedeutung. Weitere Normalwerte werden von Lösel et al. (1996) angegeben. Bedeutung haben diese Normalwerte z. B. für die Evaluation eines Klumpfußes und dessen Therapieresultat; eine vergleichende Studie liegt von Yngve (1990) vor.

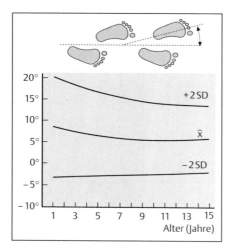

Abb. 11.**9**   Stellung der Fußlängsachse beim Gehen (nach Staheli et al. 1985). Mittelwerte ± Standardabweichungen (SD), n = 50.

Winkel zwischen Fußlängsachse und Oberschenkel

Dieser Winkel wird in Bauchlage bei gestreckten Hüften und rechtwinklig gebeugten Knie- und Sprunggelenken in Neutralstellung erfasst (Abb. 11.**10**). Dieser beim 1-Jährigen im Durchschnitt noch knapp negative Winkel (die Fußlängsachse zeigt nach vorne-medial) nimmt kontinuierlich bis in die Adoleszenz zu.

Winkel zwischen Transmalleolarachse und Oberschenkel

Dieser Winkel wird wie in Abb. 11.**10** dargestellt gemessen, nur dass anstelle der Fußlängsachse die Transversale durch die Malleolenspitzen erfasst wird. Dieser Winkel ist im Normalfall einige Grad größer als die in Abb. 11.**10** angegebenen Werte; eine größere Differenz zwischen den Werten von Abb. 11.**11** und Abb. 11.**10** kann jedoch Bedeutung zur Bewertung eines Pes adductus haben.

Ähnliche Daten für verschiedene Altersgruppen von 0-5 Jahren wurden von Khermosh et al. (1971) publiziert; diese Autoren haben die Transmalleolarachse durch ein von außen auf die Malleolen aufgesetztes Messgerät erfasst und den Winkel gegen die durch die Tuberositas tibiae gezogene Sagittale bestimmt. Die Mittelwerte der Resultate dieser Autoren entsprechen weitgehend denen von Staheli et al. (1985) - abgesehen davon, dass die Normalwertbereiche enger sind: Der 2-Standardabweichungsbereich bei über 1-Jährigen liegt bei etwa ±8°.

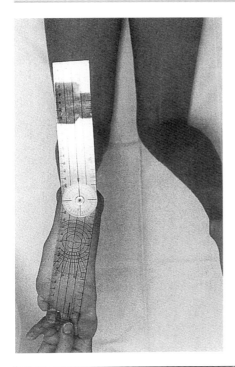
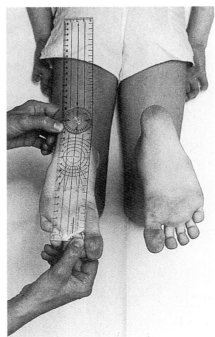

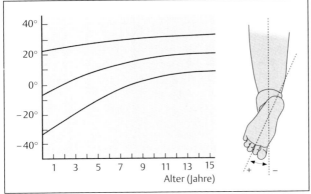

Abb. 11.**10** Winkel zwischen Fußlängsachse und Oberschenkel in Bauchlage bei gestreckten Hüftgelenken und 90° flektierten Kniegelenken (nach Staheli et al. 1985). Mittelwerte ± 2 Standardabweichungen.

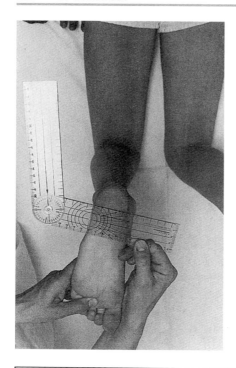

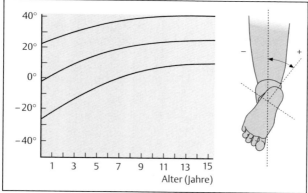

Abb. 11.**11** Winkel zwischen Transmalleolarachse und Oberschenkel (nach Staheli et al. 1985). Mittelwerte ± 2 Standardabweichungen.

12 Fuß

Klinische Bedeutung

Der kindliche Fuß muss zwangsläufig starke Änderungen durchmachen. Im ersten Lebensjahr ist er praktisch unbelastet und muss sich dann mit der Entwicklung des Stehens und Gehens rasch an andere mechanische Belastungen anpassen. Aufgrund der Messdaten finden dementsprechend auch die entscheidenden, z. B. in Winkeln messbaren Veränderungen im 2.–4. Lebensjahr statt. Neben dem Formwandel des Skeletts sind die Änderungen der Weichteile zu berücksichtigen, die messtechnisch sehr viel schwieriger erfassbar sind. Die weiche „Polsterung" der kindlichen Fußsohle kann eine Plattfüßigkeit vortäuschen und andererseits auch Formstörungen (z. B. beim echten Knick-Platt-Fuß, dem Talus verticalis) verbergen.

Aufgrund biomechanischer Betrachtungen des Fußes hat eine 3-Punkt-Belastung (Großzehenballen, Kleinzehenballen, Ferse) ganz klar keine Gültigkeit. Eher muss man davon ausgehen, dass der proximal mit der Basis des Metatarsale sehr stabil verankerte 2. Strahl die Führung hat, um welchen der 1. Strahl mit der kräftigen Großzehe und die 3 lateralen Strahlen mobil sind, um die Balance zu halten. Aufgrund der Lage der Epiphysenfugen der Metatarsalia ist abzuleiten, dass der 1. Strahl mit einer proximal gelegenen Wachstumsfuge auf distale Biegebelastung eingerichtet ist, während das System der Sehnen-/Muskelzügel des 2.–4. Strahles die Kräfte so einleitet, dass in den Metatarsalia II–V in erster Linie longitudinale Druckkräfte auftreten.

Diese Betrachtungsweise bedeutet auch, dass die Wirksamkeit von Einlagenversorgungen sehr kritisch hinterfragt werden darf.

Fußlängenwachstum

Das Längenwachstum des Fußes korreliert mit dem Längenwachstum des Körpers und der Reifung, eilt jedoch etwas voraus und ist früher abgeschlossen als das Körperlängenwachstum (Blais et al. 1956). Dies bedeutet praktisch, dass während der Adoleszenz vorübergehend die Füße im Verhältnis zur Gesamtkörpergröße relativ länger sind als bei Wachstumsabschluss. Analoges gilt für die Hände. Die Kenntnis dieses Phänomens kann zur Beruhigung von Patienten oder Eltern Bedeutung haben.

Hier werden die von Blais et al. (1956) erarbeiteten Daten in Form von Wachstumskurven wiedergegeben, denen Distanzmessungen von der maximalen dorsalen Fersenprominenz bis zur Großzehenspitze beim stehenden Probanden zugrunde liegen (Abb. 12.1 und Abb. 12.2).

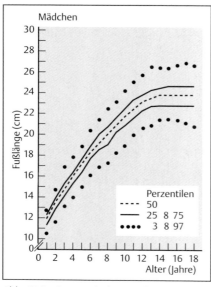

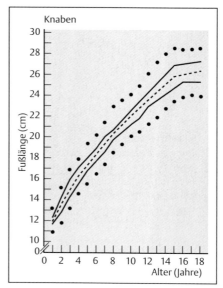

Abb. 12.**1** Perzentilenkurven für Fußlängen, Mädchen (nach Blais et al. 1956).

Abb. 12.**2** Perzentilenkurven für Fußlängen, Knaben (nach Blais et al. 1956); siehe auch Abb. 12.1 für Perzentilen.

Winkelmessungen im Röntgenbild

Die visuelle Beurteilung des Fußes im Stand und während der Funktion, zusammen mit der manuellen Untersuchung, gibt Informationen über den Fuß „als Ganzes" und damit einer Vielzahl von einzelnen Faktoren, die nur schwer in Form objektiver Messdaten ausgedrückt werden können.

Das Röntgenbild erlaubt eine relativ einfache Beurteilung des Skeletts und die Bestimmung verschiedener Messdaten; dabei ist allerdings immer zu berücksichtigen, dass eine Standardisierung der Röntgenaufnahme nur bedingt möglich ist und dass Muskelstatik und -dynamik während der Aufnahme für die Stellung in den verschiedenen Gelenken erhebliche Bedeutung haben. Hinzu kommt, dass die Reproduzierbarkeit der Messpunkte durch die Anatomie des Fußskeletts nicht sehr hoch ist.

Aus der Vielzahl angegebener Winkel und Distanzen werden hier wenige ausgewählt, für die relativ präzise Normalwerte vorliegen und die für die häufigsten Fragestellungen in der Kinderorthopädie (Beurteilung der Fußlängswölbung: Platt-, Knick-, Hohl-, Klumpfuß) besondere Bedeutung haben.

Winkel im seitlichen Röntgenbild des Fußes

Das seitliche Röntgenbild ist am einfachsten standardisierbar. Es wird im seitlichen Strahlengang bei plantigrader Fußsohle aufgenommen - stehend auf einem strahlendurchlässigen Brettchen (Robinow et al. 1943) oder beim Säugling durch rechtwinklige Einstellung des Fußes und Belastungssimulation mittels eines Brettchens (Templeton et al. 1965); für die Normalwerte nach Robinow et al. (1943) siehe Abb. 12.**3** und Abb. 12.**4**.

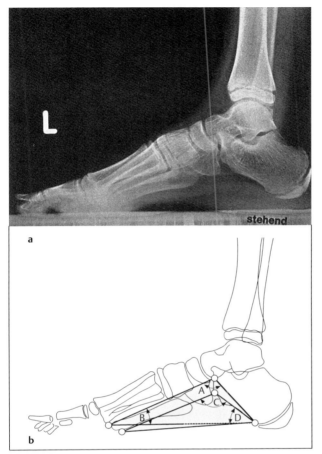

Abb. 12.3 Winkel im seitlichen Röntgenbild des Fußes (nach Robinow et al. 1943). Fuß seitlich, stehend, 12-jähriges Mädchen. Für die Bestimmung der Winkel A, B, C und D gelten jeweils die am meisten kaudal gelegenen Punkte folgender Knochen (bzw. -abschnitte): Taluskopf, Kalkaneus dorsal (ohne Apophyse), Metatarsale-I-Köpfchen, Metatarsale-I-Basis, Kalkaneus ventral (Articulatio calcaneocuboidea), Metatarsale-V-Köpfchen. Die Winkel A (hier 109°), B (23°) und C (102°) sind Maße für die Längswölbung, wobei A und B ihre medialen Abschnitte beurteilen lassen, C den lateralen Abschnitt; die Beziehungen von A und C zueinander geben Aufschlüsse über die Beziehungen ihrer medialen und lateralen Ansichten zueinander (Beurteilung einer medialen Überhöhung, Supinationsstellung). D (hier 39°) bewertet die Stellung des Kalkaneus.

Bemerkenswert sind die geringe Altersabhängigkeit dieser Winkel sowie das Fehlen signifikanter Geschlechtsunterschiede. Es werden deshalb in Tab. 12.**1** nur die gepoolten Zahlen für 2¹/₂- bis 11-jährige Kinder wiedergegeben. Ferner ist von Interesse, dass die Korrelationen der Winkel untereinander relativ eng sind, außer denen von B zu den übrigen Winkeln.

Ein weiterer im seitlichen Röntgenbild häufig bestimmter Winkel ist der „Talokalkanearwinkel", der zwischen der mittels Augenmaß geschätzten Hauptlängsachse des Talus und der geschätzten Hauptlängsachse des Kalkaneus (E) oder dessen kaudaler Tangente (F) konstruiert werden kann, wie in Abb. 12.**5** illustriert.

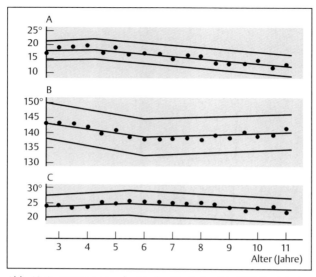

Abb. 12.**4**   Werte gesunder Kinder für die in Abb. 12.**3** illustrierten Winkel (nach Robinow et al. 1943). Mittelwerte ± Standardabweichungen, n > 20 in jeder Altersgruppe, Winkel A (128 ± 6°) zeigt keine Altersabhängigkeit.

Tab. 12.**1**   **Winkel für alle Altersgruppen zwischen 2¹/₂ und 11 Jahren,** gepoolt (nach Robinson et al. 1943), n = 683

Winkel	Winkel in ° Mittelwert ± 1 Standardabweichung
A	127±9,5
B	17±3,5
C	141±4
D	25±4

Der normale Streubereich des Winkels E wird von Templeton et al. (1965) altersunabhängig mit 25–50° angegeben, den Winkel F beziffern Magone et al. (1989) auf 37° ± 7° (Mittelwert ± Standardabweichung). Der Winkel I zwischen den Längsachsen durch das Metatarsale I und das Metatarsale V ist ein Maß für die Supination im Vorfuß wie auch für den Grad eines Hohlfußes (Allard et al. 1982). Nach Steel et al. (1980) liegt er normalerweise bei 10°.

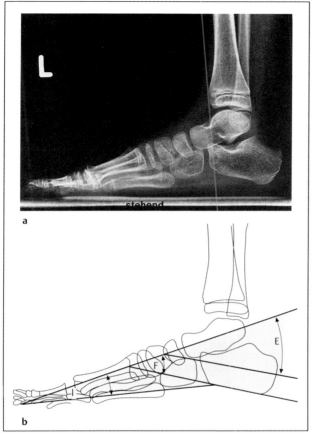

Abb. 12.**5**   Winkel im seitlichen Röntgenbild des Fußes (nach Templeton et al. 1965; Magone et al. 1989; Allard et al. 1982; Steel et al. 1980). Fuß seitlich, stehend, 12-jähriges Mädchen. Hilfslinien zur Bestimmung des Talokalkanearwinkels zwischen den mittels Augenmaß bestimmten „Längsachsen" (Winkel E, hier 30°) oder zwischen der „Längsachse" des Talus und der kaudalen Tangente des Kalkaneus (Winkel F, hier 31°) und des Winkel I zwischen den Längsachsen durch das Metatarsale I und das Metatarsale V (Winkel I, hier 11°).

Winkel im dorsoplantaren Röntgenbild

Die Röntgenaufnahmetechnik für dorsoplantare Aufnahmen ist schwieriger zu standardisieren; verschiedenste Techniken, inklusive Doppelbelichtungen, wurden angegeben, die selbstverständlich auch erheblichen Einfluss auf die Beurteilung haben.

Die von Simons (1977 und 1978) beschriebene Methode ist einerseits relativ gut reproduzierbar, andererseits stehen Normalwerte zur Verfügung: Beide Füße werden bei parallel gehaltenen Unterschenkeln möglichst in Rechtwinkelstellung der Sprunggelenke plantigrad auf die Röntgenplatte aufgesetzt (dabei sitzt das Kind am besten auf einem Gegenstand mit 90° Flexion in Hüften und Kniegelenken) und ge-

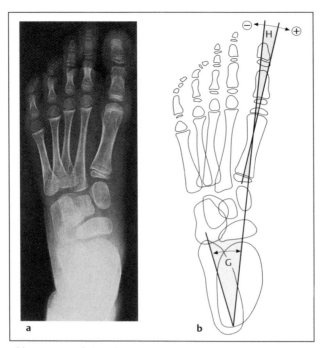

Abb. 12.6   Winkel im dorsoplantaren Röntgenbild unter Belastung (nach Simons 1977). 8-jähriger Knabe, residueller Klumpfuß. Die „Längsachsen" von Kalkaneus, Talus und Metatarsale I zur Bestimmung des Talokalkanearwinkels G (hier 22°) und des Talo-Metatarsale-I-Winkels H (hier +7°) werden per Augenmaß geschätzt.

gebenenfalls mit einer flexiblen, röntgenstrahlendurchlässigen Platte aufgedrückt. Die Röntgenröhre wird in einem Winkel von 30° zur Vertikalen von ventral-kranial auf den Taluskopf gerichtet. Simons (1978) gibt für diese Technik auch die Genauigkeit in einer Größenordnung von 5° für die unten angegebenen Winkel an (Abb. 12.**6**).

Für die Entwicklung des Talokalkanearwinkels in den ersten 13 Lebensjahren liegen von Templeton et al. (1965) Daten vor. Die für diese Normalwerte eingesetzte Aufnahmetechnik entspricht weitgehend derjenigen von Simons (1977).

Der Talokalkanearwinkel (G) nimmt in den ersten 5 Lebensjahren ab und bleibt dann konstant (Abb. 12.**7**); ein großer Winkel ist typisch für einen Calcaneus valgus (Knickfuß), ein kleiner bis negativer Winkel für einen Calcaneus varus (Klumpfuß). Der normale Bereich wird ferner von Simons (1978) altersunabhängig mit Winkeln zwischen 20° und 40° angegeben, von Magone et al. (1989) mit 33° ± 6° (Mittelwerte ± 1 Standardabweichung).

Für den Talo-Metatarsale-I-Winkel wird der normale Streubereich von Simons (1978) mit 0 bis -20° angegeben, Magone et al. (1989) nennen -10° ± 7° (Mittelwert ± Standardabweichung).

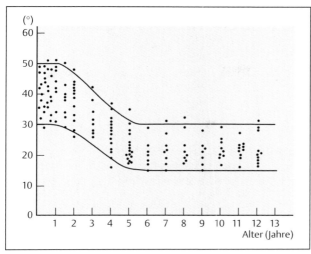

Abb. 12.**7** Entwicklung des Talokalkanearwinkels (G).
Mittelwerte ± 2 Standardabweichungen,
n = 180 (nach Templeton et al. 1965).

13 Daten zum Knochenmineralgehalt

Klinische Bedeutung

Die Osteoporose ist beim Erwachsenen ein ganz wesentlicher Faktor für Morbidität und Kosten. Die Entwicklung des Skeletts im Kindesalter und vor allem auch während der Pubertät bestimmt vermutlich in kritischer Weise das Risiko für eine spätere Osteoporoseentwicklung.

Sehr intensive leistungssportliche Aktivität bei Adoleszentinnen hat über supprimierte Gonadenaktivität und vermutlich auch infolge eines relativ niedrigen Körpergewichts zur Folge, dass keine „Mineralreserve" angelegt wird; dies gilt sicher für Anorexien. Da Osteoporosezustände bei Kindern selten sind und auch selten zu Frakturen führen, ist der Entwicklung des Skeletts und seiner Mineralisation beim Wachsenden bisher eher stiefmütterliche Beachtung geschenkt worden.

Das Skelett dient in erster Linie Stützfunktionen. Die geometrische Form und die Feinstruktur mineralisierter und nichtmineralisierter Bestandteile bestimmen die biomechanische Leistungsfähigkeit, um einwirkende (Druck-, Zug-, Biege-, Torsions-)Kräfte zu verarbeiten. Der Mineralgehalt bestimmt dabei die Widerstandsfähigkeit gegen die Kompressionskomponente der verschiedenen Krafteinwirkungen.

Unter physiologischen Bedingungen (wie Immobilisation, Training) findet eine kontinuierliche Anpassung des Skeletts statt, sodass das Skelett an vielen krankhaften Prozessen beteiligt oder das in erster Linie betroffene Organ selbst ist (Osteopenie, Osteomalazie, Rachitis, Osteoporose, Osteosklerose, Skelettentwicklungsstörungen wie Osteogenesis imperfecta, Chondrodysplasien).

Die im Folgenden zusammengestellten Daten sollen vor allem dem Verständnis altersabhängiger Entwicklungen und Probleme dienen, da die meisten Messtechniken hochspezialisierten Methoden vorbehalten sind.

Skelettmasse

Patienten mit Übergewicht sagen häufig, sie hätten halt schwere Knochen. Dies wird oft belächelt. Wenn auch der Anteil der Skelettmasse am Körpergewicht selbst klein ist und insbesondere vom Laien oft überschätzt wird, ist doch „etwas Wahres dran", denn das Kaliber der Knochen ist aufgrund von Korrelationsanalysen nicht nur durch das Alter und die Körperlänge, sondern auch durch das Körpergewicht bestimmt (Exner et al. 1979, siehe auch unten).

Normalwerte der Skeletttrockengewichte wie auch der Veraschungsgewichte (diese repräsentieren praktisch ausschließlich die mineralisierten Skelettanteile) wurden von Trotter u. Hixon (1976) publiziert, wo insbesondere auch Daten einzelner Knochen sowie Formeln zur Korrelation zwischen Skelettgewichten und verschiedenen Parametern des Radius zu finden sind. Sie sind in Tab. 13.**1** wiedergegeben.

Tab. 13.**1** **Trockengewichte (wasser- und fettfrei) und Veraschungsgewichte des gesamten Skeletts** (nach Trotter u. Hixon 1976) für verschiedene Altersgruppen

Altersgruppe (Jahre)	0–0,5	>0,5–3	>3–13	>13–25
Skeletttrockengewichte (g)				
Weibliche Individuen weißer Rasse				
	71 g	269 g	1132 g	2724 g
n	3	4	10	3
Männliche Individuen weißer Rasse				
	86 g	316 g	933 g	4009 g
n	7	5	7	9
Veraschungsgewichte (g)				
Männliche Individuen weißer Rasse				
	56 g	200 g	597 g	2607 g
n	4	4	12	9

Diese Daten haben Bedeutung für die Größenordnungen, wenn Bestimmungen des Knochenmineralgehalts zur Diskussion stehen. Bei photonenabsorptiometrischen Bestimmungen wird häufig der Knochenmineralgehalt auf bestimmte Längenabschnitte bezogen oder die Dichte in Beziehung zur Knochenbreite gesetzt (für eine Diskussion dieses Problems siehe auch Exner et al. 1979 oder Mimouni u. Tsang 1988). Der Kalziumgehalt des Skeletts kann in vivo durch Neutronenaktivierungsanalyse bestimmt werden (z. B. Cohn et al. 1973).

Knochenquerschnitt, Kortikalisdicke

Die einfachste Orientierung zur Beurteilung der Knochenmasse dürfte die Bestimmung der Kortikalisdicke oder - noch besser - deren Fläche sein, die prinzipiell an jedem Knochen möglich ist. Detaillierte Korrelationsanalysen (Exner et al. 1979) aufgrund computertomographischer Bestimmungen am Radius haben gezeigt, dass Körperhöhe und -gewicht sowohl die Querschnittfläche des Knochens als auch die Kortikalisfläche und den Mineralgehalt bestimmen.

Die gebräuchlichste Methode ist die Bestimmung der Durchmesser der Diaphysen und der Dicke der Kortikalis der Metacarpalia im Röntgenbild der Hand. Da die Messresultate, insbesondere der Kortikalisdicke, von der Qualität des Röntgenbildes und der subjektiven Einschätzung des Untersuchers abhängen sowie die Bewertung des Resultats von einer Vielzahl an Parametern (wie Körpergröße usw.) mit beeinflusst ist (z. B. Exner et al. 1979, 1980 und 1984), soll hier nur auf die Literatur verwiesen werden, in der die wichtigsten Normalwerte zu finden sind: Garn (1970), Garn et al. (1971), Bonnard (1968), Mazzess u. Cameron (1972).

Bestimmung der Knochenmineraldichte

Die verbreitetste Methode ist die Photonenabsorptiometrie nach Cameron, die in vivo mit sehr geringer Strahlenbelastung den Mineralgehalt umschriebener Knochenquerschnitte mit relativ hoher Reproduzierbarkeit erfasst. Da diese Daten jedoch vom Alter und den Körpermaßen wie auch der Knochengeometrie bereits phy-

Tab. 13.**2**   [123]J-Computertomographiedensitometrie der Radiusspongiosa. Attenuationskoeffizienten, Mittelwerte ± 1 Standardabweichung (aus Exner et al. 1979)

Mädchen und Knaben (5–15 Jahre) n = 49	Frauen (21–35 Jahre) n = 18	Männer (23–39 Jahre) n = 16
0,73 ± 0,14	0,72 ± 0,09	0,79 ± 0,15

siologisch stark mitbestimmt sind, ist die Aussagekraft für das untersuchte Einzelindividuum erheblich eingeschränkt, sodass hier ebenfalls auf die Wiedergabe von Normalwerten verzichtet und nur auf die entsprechende Literatur hingewiesen wird, z. B. Mazzess u. Cameron (1972), Steichen et al. (1976 und 1988), Vyhmeister et al. (1987), Thomas et al. (1991).

Eine Osteoporose zeigt sich früher am spongiösen Knochenanteil (Elsasser et al. 1979); Folgen einer Osteoporose manifestieren sich vor allem am spongiösen Knochen (z. B. Wirbelfrakturen, Schenkelhalsfraktur). Die nichtinvasive selektive Dichtebestimmung spongiöser Knochenabschnitte durch computertomographische Methoden hat deshalb beachtliche Bedeutung.

Die Vergleichbarkeit der Messresultate hängt stark von der benutzten Strahlenquelle ab, sodass für jede Methode eigene Standards erarbeitet werden müssen. Die Mineraldichte der Spongiosa ist aber an verschiedenen Knochen im Kindesalter bis zur Pubertät alters- und geschlechtsunabhängig; bei männlichen Individuen findet sich dann während der Pubertät ein Anstieg um knapp 10 % (Exner et al. 1979 und 1980). Dieser Anstieg dürfte ein Grund dafür sein, dass bei Männern mit höherem Alter ein geringeres Osteoporoserisiko besteht (für Spongiosadichtemessungen an der Wirbelsäule bei Kindern siehe Gilsanz et al. 1989). Die folgenden Daten der am Radius gemessenen Spongiosadichte (Tab. 13.2; Exner et al. 1979) sollen einen Eindruck davon vermitteln, wie groß die Variabilität der Spongiosadichte und wie schwierig daher die objektive Erfassung einer Osteoporose ist, wenn nur Einzelmessungen vorliegen. Andererseits muss betont werden, dass in longitudinalen Messungen beim einzelnen Individuum nur minimale Schwankungen zu finden sind, sodass Änderungen der Spongiosadichte immer auf metabolische Vorgänge hinweisen.

14 Gehen

Klinische Bedeutung

Für die orthopädische und kinderärztliche Praxis ist die Erfassung des Gehbeginns von Bedeutung. Ein verzögerter Gehbeginn kann ein wichtiger Hinweis z. B. auf neuromuskuläre Störungen sein (Morbus Duchenne, Friedreich-Ataxie, Morbus Charcot-Marie-Tooth; Exner 1987).

Zu beachten ist natürlich, dass das Alter bei Gehbeginn normalerweise stark variiert (25.-90. Perzentile, 11-14 Monate; siehe Denver-Entwicklungstest, Kap. 17).

Da objektive Analysen des Gehens an das Vorhandensein aufwändiger Einrichtungen, wie ein Ganglabor mit Dokumentationsmöglichkeit, gebunden sind, müssen sich die Angaben hier auf Hinweise darauf beschränken, wo in der Literatur Normalwerte zu finden sind.

Todd et al. (1989) haben in einer Analyse von 324 Kindern Daten für Geschwindigkeit, Schrittlänge und Schrittfrequenz in Abhängigkeit von Alter und Körperlänge angegeben und die Daten in Grafiken dargelegt, aus denen unter Berücksichtigung von Alter, Körperlänge und Geschlecht die Normalwerte abgelesen werden können.

Weitere Untersuchungen und Normalwerte zu diesem Thema wurden von Burnett u. Johnson (1971), Statham u. Murray (1971), Sutherland et al. (1980), Norlin et al. (1981) und Beck et al. (1981) publiziert.

15 Leistungsphysiologie

Klinische Bedeutung

Leistungsphysiologische Aspekte sind für Kinderorthopäden und Pädiater bei der Betreuung von Sportlern von Interesse.

Die Entwicklung während der Pubertät zeigt die relative Kraftzunahme bei Knaben. Weit verbreitet ist immer noch die Ansicht, dass während der Pubertät eine Kraftminderung eintrete. Dies entspricht nicht objektiven Erfahrungen; eine reelle Abnahme der Kraft ist als pathologisch zu werten.

Leistungsphysiologische Erhebungen sind auch zunehmend von Interesse, um objektive Daten nach Extremitätenrekonstruktionen bei Tumoren oder im Rahmen anderer Rehabilitationen zu gewinnen und verschiedene Verfahren vergleichen zu können.

Am Arm ist die Kraft der Ellenbogenflexoren, an der Hand die Griffkraft, am Bein die Kraft des M. quadriceps femoris recht einfach durch umgelenkte Gewichte oder andere Kraftmessgeber zu messen (Abb. 15.**1** u. Abb. 15.**2**). Es wird auf folgende Literaturstellen verwiesen:

- manuelle Kraft, Armkraft: Jones (1949), Bailey et al. (1978), Montoye u. Lamphear (1977);
- Arbeitsleistungsfähigkeit, physische Fitness: Adams et al. (1961), Shephard et al. (1969), Rodahl et al. (1961), Carron u. Bailey (1973), Ellis et al. (1975), Hunsicker u. Reiff (1976), Eckert u. Eichhorn (1977), Bailey et al. (1978), Davies et al. (1988), Jones u. Parker (1989), Parker et al. (1990), DeSmet u. Vercammen (2000).

In diesem Zusammenhang ist auch von Interesse, dass die Zunahme des Muskelquerschnitts im Verlauf des postnatalen Wachstums vor allem, wenn nicht sogar ausschließlich durch eine Zunahme des Muskelfaserquerschnitts verursacht wird. Eine funktionelle Entwicklung findet statt, indem ohne Zunahme der Muskelfaseranzahl offenbar ein Teil der Typ-I-(Slow-Twitch-)Fasern zum Teil in Typ-II-(Fast-Twitch-)Fasern transformiert werden (Lexell et al. 1992).

Ferner ist von Wichtigkeit, dass Patienten mit muskuloskeletalen Störungen mehr Energie beim Gehen aufwenden müssen als Gesunde (z. B. Rose et al. 1990). Die Bestimmung des Energieverbrauchs durch Messung der Sauerstoffaufnahme ist an aufwändige Apparaturen gebunden. Eine einfachere Bestimmung des so genannten Energieverbrauchsindex wurde von Rose et al. (1991) beschrieben: Der Energieverbrauchsindex ist die Differenz zwischen der Herzfrequenz beim Gehen minus der Herzfrequenz in Ruhe, dividiert durch die Gehgeschwindigkeit (in m/min). Die Daten der Kurve in Abb. 15.**3** basieren auf Messungen an 102 Kindern im Alter zwischen 6 und 18 Jahren bei selbst bestimmter Ganggeschwindigkeit auf dem Boden oder einer Rollbahn. Hohe Werte weisen auf einen übermäßigen Energieverbrauch hin. Diese Daten können wichtig sein - auch zur Dokumentation therapeutischer Maßnahmen.

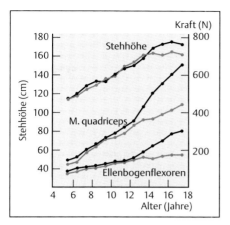

Abb. 15.**1** Diese Daten von Parker et al. (1990) weisen darauf hin, dass bis zur Pubertät für die Muskelentwicklung vor allem der Reiz durch das Längenwachstum der Knochen entscheidend ist; die anhaltende Kraftzunahme und relativ stärkere Kraftzunahme bei Knaben während und nach der Pubertät lässt auf direkte hormonelle Einwirkungen auf die Muskulatur in dieser Phase schließen. Knaben (schwarz), Mädchen (grau).

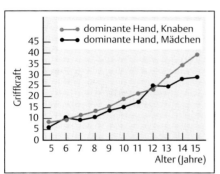

Abb. 15.**2** Die leicht mit einem Handdynamometer messbare Griffkraft der dominanten Hand nimmt bis zur Pubertät bei Mädchen und Knaben parallel zu und wird nach der Pubertät bei Knaben um 25 % höher als bei Mädchen (DeSmet u. Vercammen 2000).

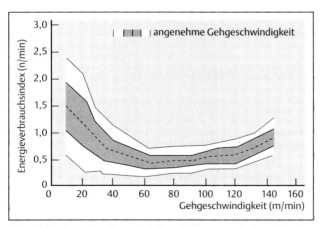

Abb. 15.**3** Energieverbrauchsindex (Differenz zwischen Herzfrequenz [n/min] beim Gehen und Herzfrequenz [n/min] in Ruhe, dividiert durch die Gehgeschwindigkeit [m/min]). Mittelwert ± 2 Standardabweichungen.

16 Lungenfunktion

Vitalkapazität

Die in Tab. 16.1 wiedergegebenen Normalwerte von Stewart (1922) wurden zur Umrechnung auf Standardbedingungen nach Bernstein et al. (1959) um 8 % erhöht.

Formeln zur Berechnung der mittleren Vitalkapazität werden in The Merck-Manual (1966) angegeben:

- für Frauen: Vitalkapazität (ml) = (21,78 - [0,101 × Alter (Jahre)]) × Höhe (cm);
- für Männer: Vitalkapazität (ml) = (27,63 - [0,112 × Alter (Jahre)]) × Höhe (cm).

Maximale exspiratorische Atemstromstärke

Die maximale exspiratorische Atemstromstärke ist ein weiteres wichtiges globales Maß für die Lungenfunktion. Sie ist ebenfalls bestimmt durch das Alter, aber auch durch die Körpergröße. Folgende Normalwerte für die maximale exspiratorische Atemstromstärke („Pneumometerwert", „Maximal mid-expiratory Flow") werden angegeben:

- nach Rivera u. Snider (1962) für 3- bis 5-jährige Kinder (n = 51): 1,8 ± 0,4 l/s;
- nach Zehnder (1960) für 8- bis 13-Jährige (n = 16): 5,0 ± 0,8 l/s;
- für 14- bis 19-jährige Männer (n = 10): 7,1 ± 1,3 l/s;
- für 14- bis 19-jährige Frauen (n = 3): 5,5 ± 0,9 l/s.

Tab. 16.**1** **Vitalkapazität** in Abhängigkeit von Alter und Geschlecht (nach Stewart 1922, korrigiert nach Bernstein et al. 1959) (für Körpertemperatur, Luftdruck auf Meereshöhe, Wasserdampfsättigung)

Alter (Jahre)	Höhe (cm)	n	Vitalkapazität	
			Mittelwert ± Standardabweichung (ml)	Streubereich (ml)
Mädchen				
4	95	9	717	380 .. 920
5	106	26	959	650 .. 1300
6	112	62	1174 ± 176	760 .. 1730
7	114	81	1326 ± 196	970 .. 1940
8	121	76	1513 ± 215	860 .. 2100
9	127	73	1634 ± 247	1080 .. 2430
10	132	117	1806 ± 295	970 .. 2590
11	136	119	1943 ± 260	1350 .. 2750
12	144	135	2217 ± 370	1510 .. 3130
13	151	162	2537 ± 442	1670 .. 3890
14	157	192	2816 ± 390	2050 .. 4100
15	158	131	2918 ± 446	2050 .. 4000
Knaben				
4	103	6	855	540 .. 970
5	107	20	1001	650 .. 1240
6	112	62	1246 ± 197	860 .. 1730
7	117	112	1393 ± 210	970 .. 2380
8	122	98	1585 ± 238	1130 .. 2270
9	130	110	1852 ± 266	1300 .. 2480
10	133	87	2022 ± 283	1510 .. 2860
11	138	113	2150 ± 292	1400 .. 3020
12	142	114	2357 ± 367	1400 .. 3560
13	149	132	2655 ± 464	1840 .. 4300
14	155	177	2929 ± 523	1510 .. 4640
15	160	155	3397 ± 595	2000 .. 4750
16	167	67	3699 ± 619	2270 .. 4640
17	171	23	4078	2590 .. 4860

17 Motorische und psychointellektuelle Entwicklung

Klinische Bedeutung
Häufig werden Entwicklungsstörungen erst bei der Einschulung erfasst. Ein frühzeitiges Erkennen hat Bedeutung für die genetische Beratung, ist wichtig für den Erfolg der Behandlung und kann Kosten einsparen (Simeonsson et al. 1981). Die Entwicklung eines Kindes sollte deshalb zumindest orientierend in regelmäßigen Abständen erfasst werden.

Denver-Entwicklungs-Screening-Test für die ersten 6 Lebensjahre

Der Denver-Development-Screening-Test DDST (Frankenburg u. Dodds 1967) ist sicher der am verbreitetsten angewandte und bewährteste Test in den USA und wird in verschiedenen leichteren Modifikationen auch im deutschsprachigen Raum eingesetzt. Das nachfolgende Schema ist eine Übersetzung des überarbeiteten Tests (Frankenburg et al. 1981).

Häufig am DDST geübte Kritik betrifft gewisse Unzulänglichkeiten, wie sie aber analog auch auf andere Screening-Tests zutreffen. Aufgrund persönlicher Mitteilungen von Frankenburg sind bei „Versagern" folgende Punkte zu berücksichtigen:

- Der Test wurde nicht vorschriftsgemäß angewandt. Der Untersucher sollte adäquat ausgebildet sein, und zwar von jemandem, der auch Erfahrung in detaillierter Testung und mit den therapeutischen Konsequenzen hat.
- Die Testresultate werden im Einzelnen nicht adäquat bewertet und in ihrer Gesamtheit nicht richtig gewichtet.
- Aus dem Testresultat werden Prognosen für die zukünftige Entwicklung abgeleitet.

Es ist kaum adäquat, aufgrund solcher „Versager" Entwicklungs-Screening-Tests nicht durchzuführen und nur auf sehr eingehende, zeitaufwändige Tests abstellen zu wollen, für die natürlich auch in irgendeiner Form die Indikation erarbeitet werden muss. Für die Evaluation komplexerer Entwicklungen, wie des Temperaments, wird auf die Originalliteratur verwiesen (z. B. Oberklaid et al. 1990).

Durchführung des Tests

Bei diesem Test beobachtet der Untersucher in erster Linie, was das Kind tun kann. Für einige Punkte (die im Testblatt mit „I" bezeichnet sind) dürfen auch Informationen der Eltern herangezogen werden; dies ist entsprechend zu vermerken. Natürlich sind die vom Untersucher selbst gemachten Beobachtungen härtere Daten.

Der Test erfordert die Kooperation des Kindes. Es ist deshalb meistens sinnvoll, dem Kind nicht Aufgaben entsprechend der Reihenfolge der Testpunkte zu geben, sondern auf die momentane Bereitschaft des Kindes abzustellen. Da Kinder dazu tendieren, Situationen, in denen sie sich überfordert fühlen könnten, auszuweichen, soll man immer damit beginnen, Punkte zu prüfen, die das Kind gemäß seinem Alter erreicht haben sollte. Es ist daher praktisch, zunächst eine dem chronologischen Alter des Kindes entsprechende vertikale Markierung in das Schema zu zeichnen und dann mit Testpunkten „links" dieser Linie zu beginnen. Das Resultat für die einzelnen Testpunkte wird dann markiert - je nachdem ob das „Bestehen" des Tests vom Untersucher beobachtet oder nur von den Eltern berichtet wurde, ob der Punkt nicht geprüft werden konnte, da sich das Kind weigerte, oder ob es den Test tatsächlich nicht erfüllen konnte. In Abb. 17.**1** sind die Entwicklungsschritte mit Angaben normaler Verteilungen wiedergegeben.

Testanweisungen

1. Versuchen Sie, das Kind durch Anlächeln, Sprechen oder Winken zum Lächeln zu bringen. Das Kind darf nicht berührt werden.

2. Wenn das Kind mit einem Spielzeug spielt, versuchen Sie, es ihm wegzuziehen. Test bestanden, wenn das Kind Widerstand leistet.

3. Das Kind muss die Schuhe nicht selbst zubinden oder Knöpfe am Rücken schließen können.

4. Bewegen Sie ein Wollknäuel in einem Bogen ca. 15 cm vor dem Gesicht des auf dem Rücken liegenden Kindes langsam von einer Seite zur anderen. Test bestanden für:
   a) folgt in der Mittellinie: wenn das Kind das Wollknäuel mit Augen- oder Kopfbewegungen verfolgt, während es sich im Zentrum seines Gesichtsfeldes befindet;
   b) folgt über die Mittellinie: wenn das Kind das Wollknäuel über 90° verfolgt;
   c) folgt über 180°: wenn das Kind mit Augen und Kopf dem Wollknäuel über einen Halbkreis (180°) folgt.

5. Bestanden, wenn das Kind nach der Rassel greift, mit der man die Fingerspitzen oder die Handrückseite berührt hat.

6. Wollknäuel ohne Armbewegung aus der Hand fallen lassen, sodass es aus dem Gesichtsfeldbereich des Kindes herausfällt. Bestanden, wenn das Kind versucht, dem Knäuel nachzuschauen oder es zu finden.

7. Bestanden, wenn das Kind eine Rosine mit irgendeinem Teil des Daumens und eines Fingers aufnimmt.

8. Bestanden, wenn die Rosine zwischen Daumen- und Zeigefingerkuppe in pronierter Handstellung aufgenommen wird.

9. Bestanden, wenn irgendeine geschlossene Form gezeichnet wurde. Nach Zeichnen des ersten Kreises fortgesetzte Kreisbewegungen gelten nicht als bestanden.

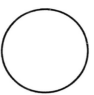

10. Welche Linie ist länger (nicht größer!)? Drehen Sie die Zeichnung um und fragen Sie erneut. Bestanden, wenn 3 von 3 Antworten oder 5 von 6 richtig sind.

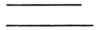

11. Bestanden, wenn die Linien sich in irgendeiner Weise kreuzen.

12. Zeigen Sie dem Kind zunächst das Viereck und lassen es dann zeichnen. Falls das Kind es nicht kann, zeichnen Sie ihm ein Viereck vor.

Für die Testpunkte 9, 11 und 12 sollen die Formen nicht genannt, bei den Punkten 9 und 11 soll nicht vorgezeichnet werden!

13. Bei der Bewertung gilt ein Paar (2 Arme, 2 Beine) als ein Körperteil.

14. Zeigen Sie auf das Bild und lassen es vom Kind benennen. Nur ein Laut (z. B. „hü") gilt nicht als bestanden.

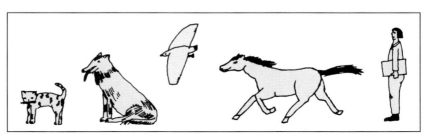

15. Sagen Sie dem Kind z. B.: „Leg den Klotz auf den Tisch! … steck die Rolle in die Tasche! … geh zur Tür!" usw. Es soll 2 von 3 Aufträgen erfüllen. Dem Kind darf nicht durch Richtungshinweise mit Hand- oder Kopfzeichen geholfen werden.

16. Fragen Sie das Kind: „Was machst du, wenn du frierst? … hungrig bist? … müde bist?" Es soll 2 von 3 Fragen richtig beantworten.

17. Sagen Sie zum Kind: „Leg den Klotz auf den Tisch! … unter das Tischtuch! … vor den Stuhl! … hinter den Stuhl!" Es soll 3 von 4 Aufträgen richtig befolgen. Dem Kind darf nicht durch Richtungshinweise mit Hand- oder Kopfzeichen geholfen werden.

18. Fragen Sie das Kind: „Feuer ist heiß, Eis ist…? Mutter ist eine Frau, Vater ist ein…? Ein Pferd ist groß, eine Maus ist…?" Es soll 2 von 3 Fragen richtig beantworten.

19. Fragen Sie das Kind: „Was ist ein Ball? … ein See? … ein Tisch? … ein Haus? … ein Vorhang? … eine Hecke? … eine Banane?" Bestanden, wenn eine Definition in Begriffen wie des Gebrauchswerts, der Form, des Aussehens, der Zusammensetzung gegeben wird. Es genügt nicht, wenn die Frage nach der Beschreibung einer Banane z. B. nur mit „gelb" beantwortet wird; die Antwort „Frucht" wäre hingegen genügend. Bestanden, wenn 6 von 9 Fragen richtig beantwortet werden.

20. Fragen Sie das Kind: „Aus was ist ein Löffel gemacht? … ein Schuh? … eine Tür?" (hier soll nach keinen anderen Objekten gefragt werden). Bestanden, wenn alle 3 Antworten richtig sind.

21. Auf dem Bauch liegend kann das Kind mit Hilfe von Armen und/oder Händen den Thorax von der Unterlage abheben.

22. Wenn das Kind auf dem Rücken liegt, greifen Sie seine Hände und ziehen es zum Sitzen. Bestanden, wenn der Kopf nicht rückwärts hängen gelassen wird.

23. Das Kind darf sich an Wand oder Geländer halten, jedoch nicht von einer Person gehalten werden. Krabbeln gilt nicht.

24. Das Kind muss den Ball „überhand" mindestens 1 m weit innerhalb der Armreichweite des Untersuchers werfen.

25. Das Kind muss einen Sprung mit geschlossenen Beinen über eine Distanz von ca. 20 cm ausführen.

26. Sagen Sie dem Kind, dass es einen Fuß vor den anderen setzend gehen soll (der maximale Abstand zwischen Ferse und Großzehe darf 2,5 cm nicht überschreiten). Der Untersucher darf die Übung demonstrieren. Das Kind muss mindestens 4 aufeinander folgende Schritte in mindestens 2 von 3 Versuchen machen.

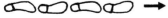

27. Werfen sie einen Tennisball dem 1 m entfernt stehenden Kind zu. Das Kind muss den Ball mit den Händen (nicht den Armen) in mindestens 2 von 3 Versuchen auffangen.

28. Sagen Sie dem Kind, dass es rückwärts gehen soll, einen Fuß hinter den anderen setzend (der maximale Abstand zwischen Ferse und Großzehe soll 2,5 cm nicht überschreiten). Die Übung darf demonstriert werden. Das Kind muss mindestens 4 aufeinander folgende Schritte in mindestens 2 von 3 Versuchen machen.

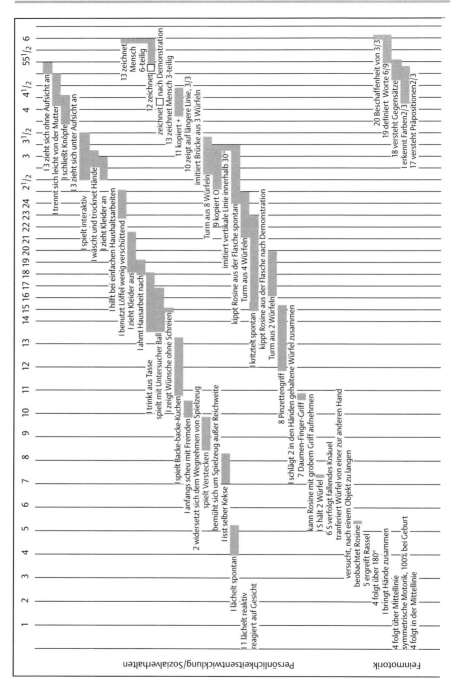

Abb. 17.1 Testblatt des überarbeiteten Denver-Developmental-Screening-Tests (nach Frankenburg et al. 1981). Aus den Balkenmarkierungen gehen die Verteilungen hervor, in denen gesunde Kinder in dem jeweiligen Alter den Test bestehen. Die Zahlangaben beziehen sich auf die Punkte der Testanweisungen (siehe Text; I bezeichnet, dass auch Informationen der

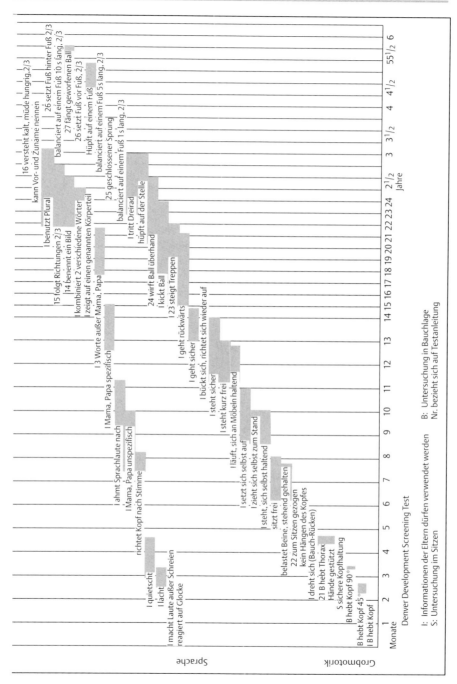

Denver Development Screening Test

I: Informationen der Eltern dürfen verwendet werden
S: Untersuchung im Sitzen

B: Untersuchung in Bauchlage
Nr. bezieht sich auf Testanleitung

Eltern verwendet werden dürfen; B: Untersuchung in Bauchlage; S: Untersuchung im Sitzen; Zahlen besagen, wann ein Test bestanden wurde, z. B. 2/3 bedeutet, dass von 3 Tests mindestens 2 richtig ausgeführt werden müssen).

18 Statistik

Klinische Bedeutung

Das Erkennen eines Krankheitsprozesses ist oft einfach wie meist im Fall einer frischen Fraktur, andererseits kann die Abgrenzung von „Abnormem" gegenüber „Normalem" außerordentliche Schwierigkeiten bereiten, wie z. B. im Fall eines kindlichen O-Beines. Ein O-Bein von 20° bei einem 2-jährigen Kind kann ein physiologisches Durchgangsstadium darstellen; es könnte jedoch ebenso gut sein, dass dieses individuelle Kind eigentlich gerade Beinachsen haben sollte und nur wegen einer Rachitis ein O-Bein entwickelt hat. Grund dafür ist die biologische Vielfältigkeit im „gesunden" (oft auch als „physiologisch" bezeichneten) Bereich, die eine klare, einfache Abgrenzung nicht erlaubt.

Es ist deshalb wichtig, die Bedeutung des Normalwertes und des möglichen Messfehlers sowie die mögliche Pathologie des Parameters zu kennen, der verglichen werden soll.

Die Normalwerte in diesem Buch sind entweder in Form von Mittelwerten und Standardabweichungen oder Perzentilen angegeben. Die Bedeutung und der Gebrauch dieser statischen Daten soll kurz erläutert werden; für die komplexe Problematik statistischer Evaluationen muss jedoch auf die Spezialliteratur verwiesen werden. Für den mit den Grundlagen Vertrauten finden sich die wichtigsten Formeln und Daten in den „Wissenschaftlichen Tabellen Documenta Geigy" (Ciba Geigy AG, Basel, 1980).

Mittelwerte und Standardabweichungen

Bei abstrakter Betrachtungsweise erfolgt die Abgrenzung von Abnormem gegenüber Normalem häufig über statistisch durch die Distanz vom Mittelwert definierte Grenzwerte. Ein zwischen -2 Standardabweichungen (SD) bis +2 Standardabweichungen festgesetzter „Normalbereich" umfasst 95,5 %; Abnormes liegt außerhalb. Diese Definition setzt voraus, dass sich die Testwerte symmetrisch um den Mittelwert entsprechend einer Gauß-Kurve verteilen, andererseits kann sie nicht das aktuelle Verteilungsmuster berücksichtigen und geht von einer fixen Krankheitshäufigkeit von 2,3 % auf beiden Seiten der Extremwerte aus (und beschreibt damit auch diejenigen des Kollektivs außerhalb dieser Extremwerte als krank, von denen die Normalwerte abgeleitet wurden).

In Abb. 18.1 ist die Kurve einer Normalverteilung wiedergegeben, mit Markierung negativer und positiver Standardabweichungen. Wie viel Prozent zwischen den verschiedenen Standardabweichungsbereichen liegen, kann aus den Probits (z. B. „Wissenschaftliche Tabellen - Documenta Geigy") abgelesen werden. Demnach umfasst der Bereich zwischen - 1 SD und + 1 SD 68,27 %, zwischen -2 SD und +2 SD 95,45 %,

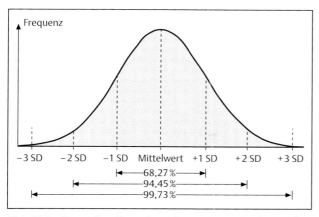

Abb. 18.1 Kurve einer Normalverteilung mit Angabe der von den Standardabweichungen (SD) umfassten Prozentbereiche.

zwischen - 3 SD und + 3 SD 99,73 % (95 % sind umfasst vom Bereich ± 1,96 SD; die 3. Perzentile entspricht im Fall einer Normalverteilung -1,88 SD, die 97. Perzentile + 1,88 SD).

Perzentilen

Das Problem der nicht symmetrischen Verteilung kann durch die Darstellung in Form von Perzentilen gelöst werden. Diese erlauben, durch direktes Ablesen festzustellen, in welchem Verteilungsbereich der Normalpopulation sich ein Individuum befindet. So besagt z. B. die 10. Perzentile, dass 10 % der Normalpopulation kleiner und 90 % größer sind als der entsprechende Messwert. Die 50. Perzentile entspricht dem Median (50 % sind kleiner, 50 % sind größer) und ist nur dann mit dem Mittelwert identisch, wenn die Verteilung einer symmetrischen Kurve entspricht. Für die Abgrenzung zwischen Normalem und Abnormem gilt dasselbe Problem wie oben für den Bereich von ±2 Standardabweichungen erläutert. Im Allgemeinen werden als Grenzwerte des Normalen die 3. und die 97. Perzentile angegeben. Dem Vorteil der direkten Ablesbarkeit der Verteilung aus Perzentilenkurven - die bereits eine statistische Aussage erlaubt - steht der Nachteil gegenüber, dass mit Perzentilendaten schlecht weitergerechnet werden kann.

Beziehungen zwischen Standardabweichungs- und Perzentilendaten

Die Präsentation von Daten mit Mittelwert und Standardabweichung, sofern dies in Anbetracht der Verteilung zulässig ist (das heißt weitgehend symmetrische Verteilungskurve ohne wesentliche Differenz von Mittelwert und Median), bietet den Vorteil, dass Informationen über die prozentuale Lage eines Messwertes ebenfalls direkt „ablesbar" sind und mit diesen Daten z. B. für statistische Zwecke weitergerechnet werden kann. In Tab. 18.1 sind für die Situation, dass es sich um eine normale Verteilung handelt, Standardabweichungen und Perzentilen vergleichend gegenübergestellt.

Tab. 18.**1 Beziehungen zwischen Standardabweichungen und Perzentilen** im Fall einer Normalverteilung

Abweichung vom Mittelwert (in Standardabweichungen)	Perzentile
−2,00	2,28
−1,28	10,00
−1,00	15,87
−0,68	25,00
±0	50,00
+0,68	75,00
+1,00	84,14
+1,28	90,00
+2,00	97,72

Die Überlappung zwischen Normalwerten und pathologischen Befunden hat erhebliche Bedeutung auch dort, wo große Datenmengen, wie in Screening-Programmen, miteinander verglichen werden müssen und der Festsetzung des Grenzwertes (oder „Cut-off-Value") große Bedeutung für die Anzahl unnötiger Kontrollen zukommt oder dem Risiko, potenziell pathologische Befunde zu verpassen (Exner 1988; Grant u. Mohide 1982).

Standardabweichungs-Scores

Ein oder mehrere Daten (auch wiederholter Messungen) eines Patienten oder auch Patientenkollektivs können in Standardabweichungen vom Mittelwert nach oben oder unten beschrieben werden. Dabei wird die Differenz zwischen Normmittelwert und zu beurteilendem Messwert durch die Standardabweichung dividiert (Tab. 18.**2**). Diese Werte erlauben z. B. die Beurteilung, ob bei einem Kleinwüchsigen Längenabweichungen von Rumpf und Extremitäten in gleichem Verhältnis zueinander stehen (er also proportioniert ist); hier kann allerdings der Referenzpunkt (z. B. Knochenalter oder chronologisches Alter) von Wichtigkeit sein und muss ebenfalls kritisch analysiert werden. Wird ein Patientenkollektiv mit einer Normalpopulation verglichen, können mit diesen Daten weitere statistische Berechnungen, wie z. B. Hypothesentests und Konfidenzintervalle (siehe z. B. Gardner u. Altmann 1986) und für Verlaufsbeobachtungen bedeutungsvolle Analysen (Petrinovich u. Widaman 1984), vorgenommen werden.

Die Daten in Tab. 18.**2** zeigen einen Rückstand im Knochenalter um 1 Standardabweichung im Vergleich zum Durchschnitt Zürcher Kinder, die Körperhöhe liegt in ähnlicher Größenordnung (-0,9 SD). Die Sitzhöhe liegt weiter unter dem Mittelwert (-1,3 SD), während die Abweichung der Beinhöhe (-0,3 SD) deutlich geringer ist; die Körperproportionen sind damit zugunsten relativ längerer Beine verschoben, alle Daten liegen jedoch durchaus im Normbereich und weisen damit eher auf individuelle Besonderheiten als auf eine pathologische Konstellation (wie z. B. ein infolge Osteoporose vermindertes Wirbelsäulenwachstum) hin. Die Normalwerte für die Knochenlänge des Femur stammen aus einem anderen Kollektiv, weshalb dessen Standardabweichungs-Score mit den übrigen Daten nicht ohne gewisse Einschränkungen verglichen werden sollte.

Tab. 18.**2** **Beispiel für die Berechnung von Standardabweichungs-Scores** (SDS) für verschiedene Messwerte eines genau 12-jährigen Knaben

Parameter (Dimension)	Normalwert (Mittelwert ± Standardabweichung	Messdaten 12-jähriger Knabe	SDS
Knochenalter (Jahre) (Greulich u. Pyle 1959)	11,1 ± 1,09	10	−1,0
Gewicht (kg)	38,4 ± 6,2	35,3	−0,5
Stehhöhe (cm)	149,9 ± 6,8	144	−0,9
Sitzhöhe (cm)	78,2 ± 3,5	73,6	−1,3
Beinhöhe (cm)	71,7 ± 4,3	70,4	−0,3
Quotient Sitzhöhe : Beinhöhe	1,09 ± 0,05	1,05	−0,8
Femurlänge (cm)	40,1 ± 2,45	37,6	−1,0

19 Periphere Nerven

Klinische Bedeutung
Diese Schemata sind hier aufgenommen, um sich in der Sprechstunde rasch orientieren zu können. Die Erfassung von Ausfällen ist bei verschiedensten Problemen von Bedeutung, z. B. bei Meningomyelozele oder Tumoren.

Die Innervationsgebiete peripherer Nerven sowie die segmentalen Zuordnungen werden in den Schemata von Mumenthaler u. Schliack (1987) dargestellt (Abb. 19.**1**-19.**6**).

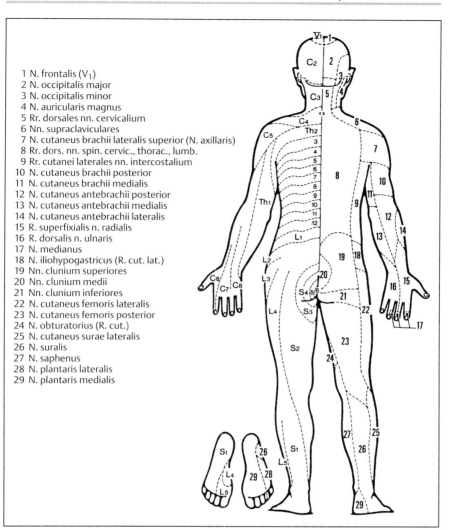

1 N. frontalis (V₁)
2 N. occipitalis major
3 N. occipitalis minor
4 N. auricularis magnus
5 Rr. dorsales nn. cervicalium
6 Nn. supraclaviculares
7 N. cutaneus brachii lateralis superior (N. axillaris)
8 Rr. dors. nn. spin. cervic., thorac., lumb.
9 Rr. cutanei laterales nn. intercostalium
10 N. cutaneus brachii posterior
11 N. cutaneus brachii medialis
12 N. cutaneus antebrachii posterior
13 N. cutaneus antebrachii medialis
14 N. cutaneus antebrachii lateralis
15 R. superfixialis n. radialis
16 R. dorsalis n. ulnaris
17 N. medianus
18 N. iliohypogastricus (R. cut. lat.)
19 Nn. clunium superiores
20 Nn. clunium medii
21 Nn. clunium inferiores
22 N. cutaneus femoris lateralis
23 N. cutaneus femoris posterior
24 N. obturatorius (R. cut.)
25 N. cutaneus surae lateralis
26 N. suralis
27 N. saphenus
28 N. plantaris lateralis
29 N. plantaris medialis

Abb. 19.**1**–19.**5**   Ausbreitungsgebiete sensibler peripherer Nerven sowie radikuläre Innervation ▷
in den verschiedenen Körperregionen (nach Mumenthaler u. Schliack 1987).
Abb. 19.**1**   Rückansicht. Links radikuläre, rechts periphere Innervationsgebiete.

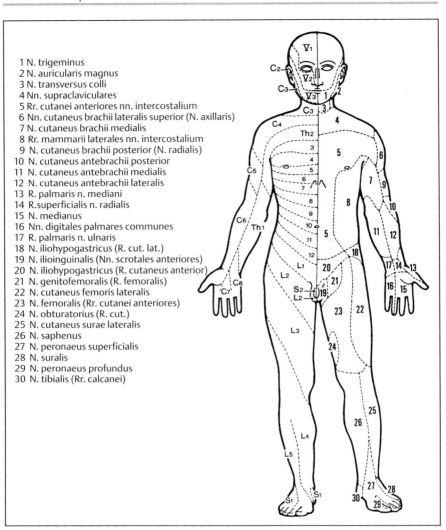

1 N. trigeminus
2 N. auricularis magnus
3 N. transversus colli
4 Nn. supraclaviculares
5 Rr. cutanei anteriores nn. intercostalium
6 Nn. cutaneus brachii lateralis superior (N. axillaris)
7 N. cutaneus brachii medialis
8 Rr. mammarii laterales nn. intercostalium
9 N. cutaneus brachii posterior (N. radialis)
10 N. cutaneus antebrachii posterior
11 N. cutaneus antebrachii medialis
12 N. cutaneus antebrachii lateralis
13 R. palmaris n. mediani
14 R. superficialis n. radialis
15 N. medianus
16 Nn. digitales palmares communes
17 R. palmaris n. ulnaris
18 N. iliohypogastricus (R. cut. lat.)
19 N. ilioinguinalis (Nn. scrotales anteriores)
20 N. iliohypogastricus (R. cutaneus anterior)
21 N. genitofemoralis (R. femoralis)
22 N. cutaneus femoris lateralis
23 N. femoralis (Rr. cutanei anteriores)
24 N. obturatorius (R. cut.)
25 N. cutaneus surae lateralis
26 N. saphenus
27 N. peronaeus superficialis
28 N. suralis
29 N. peronaeus profundus
30 N. tibialis (Rr. calcanei)

Abb. 19.**2**   Vorderansicht. Links radikuläre, rechts periphere Innervationsgebiete.

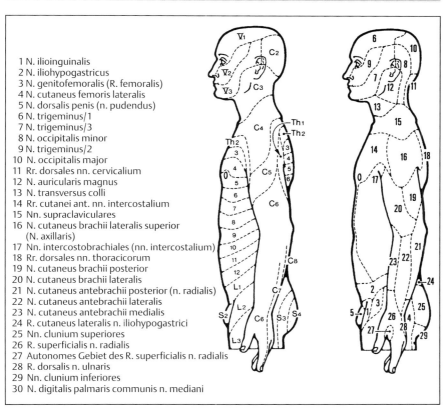

1 N. ilioinguinalis
2 N. iliohypogastricus
3 N. genitofemoralis (R. femoralis)
4 N. cutaneus femoris lateralis
5 N. dorsalis penis (n. pudendus)
6 N. trigeminus/1
7 N. trigeminus/3
8 N. occipitalis minor
9 N. trigeminus/2
10 N. occipitalis major
11 Rr. dorsales nn. cervicalium
12 N. auricularis magnus
13 N. transversus colli
14 Rr. cutanei ant. nn. intercostalium
15 Nn. supraclaviculares
16 N. cutaneus brachii lateralis superior
   (N. axillaris)
17 Nn. intercostobrachiales (nn. intercostalium)
18 Rr. dorsales nn. thoracicorum
19 N. cutaneus brachii posterior
20 N. cutaneus brachii lateralis
21 N. cutaneus antebrachii posterior (n. radialis)
22 N. cutaneus antebrachii lateralis
23 N. cutaneus antebrachii medialis
24 R. cutaneus lateralis n. iliohypogastrici
25 Nn. clunium superiores
26 R. superficialis n. radialis
27 Autonomes Gebiet des R. superficialis n. radialis
28 R. dorsalis n. ulnaris
29 Nn. clunium inferiores
30 N. digitalis palmaris communis n. mediani

Abb. 19.**3** Seitenansicht des Kopfes und des Rumpfes.
Links radikuläre, rechts periphere Innervationsgebiete.

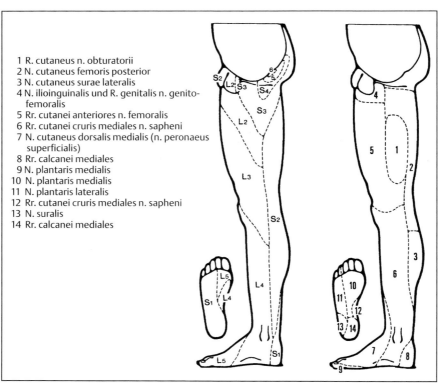

1 R. cutaneus n. obturatorii
2 N. cutaneus femoris posterior
3 N. cutaneus surae lateralis
4 N. ilioinguinalis und R. genitalis n. genitofemoralis
5 Rr. cutanei anteriores n. femoralis
6 Rr. cutanei cruris mediales n. sapheni
7 N. cutaneus dorsalis medialis (n. peronaeus
   superficialis)
8 Rr. calcanei mediales
9 N. plantaris medialis
10 N. plantaris medialis
11 N. plantaris lateralis
12 Rr. cutanei cruris mediales n. sapheni
13 N. suralis
14 Rr. calcanei mediales

Abb. 19.**4**   Innenansicht des Beines sowie Fußsohle.
Links radikuläre, rechts periphere Innervationsgebiete.

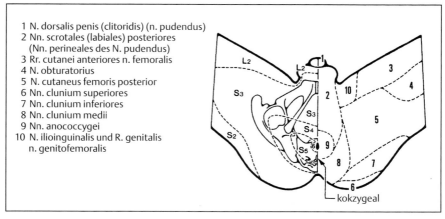

1 N. dorsalis penis (clitoridis) (n. pudendus)
2 Nn. scrotales (labiales) posteriores
   (Nn. perineales des N. pudendus)
3 Rr. cutanei anteriores n. femoralis
4 N. obturatorius
5 N. cutaneus femoris posterior
6 Nn. clunium superiores
7 Nn. clunium inferiores
8 Nn. clunium medii
9 Nn. anococcygei
10 N. ilioinguinalis und R. genitalis
   n. genitofemoralis

Abb. 19.**5**   Dammbereich. Links radikuläre, rechts periphere Innervationsgebiete.

20 Oberfläche

Klinische Bedeutung

Die Bestimmung der Körperoberfläche hat neben der Erfassung des Organs „Haut" Bedeutung, wenn die relativen Beziehungen zwischen Oberfläche und Körpermasse (z. B. bei der Wärmeregulation) wichtig sind. Die Körperoberfläche erlaubt wichtige Rückschlüsse auf die Körperzusammensetzung. So besteht z. B. eine lineare Beziehung zwischen der Körperoberfläche und der Extrazellulärflüssigkeit (Burmeister 1980) oder Knochenmineralparametern (Exner et al. 1979). Die Erfassung der Körperoberfläche ist daher für Fragen des Energiestoffwechsels und der Pharmakokinetik von großer Wichtigkeit.

Die Nomogramme von DuBois u. DuBois (1916) zur Ermittlung der Körperoberfläche aus Gewicht und Länge sind bereits „klassisch" und werden auch hier wiedergegeben (Abb. 20.**1**). Die Ablesegenauigkeit ist auch bei abnormen Konstitutionen für klinische Fragestellungen (z. B. Medikamentendosierung) ausreichend.

Die Tabellen von DuBois u. DuBois (1916) basieren auf folgender Formel:

Oberfläche (cm^2) = Gewicht (kg)^{0,425} + Körperhöhe (cm)^{0,725} × 71,84.

Wenn auch die Differenzen für die Praxis keine wesentliche Bedeutung haben dürften, sollten dennoch für die rechnerische Ermittlung der Körperoberfläche eher neuere, exaktere Formeln, wie von Gehan u. George (1970) bzw. George u. Gehan (1979):

Oberfläche (m^2) = 0,02350 × Körperhöhe (cm^2)^{0,42246} × Körpergewicht (kg)^{0,51456},

oder die von Haycock et al. (1978) angegebene Formel zur Anwendung kommen:

Oberfläche (m^2) = 0,024265 × Körperhöhe (cm^2)^{0,3964} × Körpergewicht (kg)^{0,5378}.

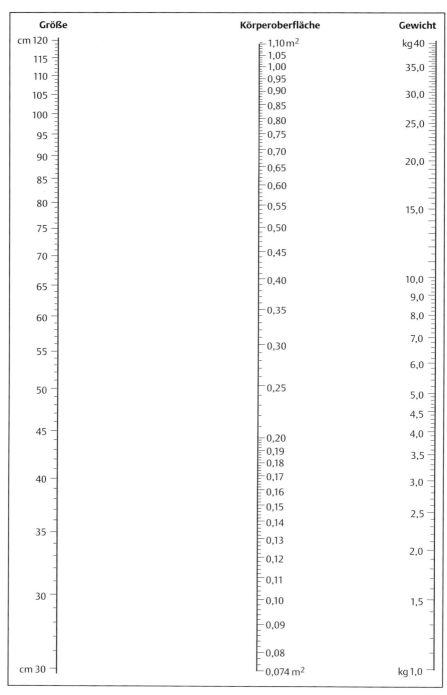

Abb. 20.1 Nomogramme zur Bestimmung der Körperoberfläche aus Länge und Gewicht (nach Dubois u. Dubois 1916; modifiziert nach den „Wissenschaftlichen Tabellen Geigy", Ciba Geigy, Basel, 1980).

Größe	Körperoberfläche	Gewicht
cm 200	2,80 m^2	kg 150
195	2,70	145
		140
190	2,60	135
	2,50	130
185		125
180	2,40	120
	2,30	115
175	2,20	110
170	2,10	105
		100
165	2,00	
	1,95	95
160	1,90	90
	1,85	
155	1,80	85
	1,75	80
150	1,70	
	1,65	75
145	1,60	
	1,55	70
140	1,50	65
135	1,45	60
	1,40	
130	1,35	55
	1,30	
125	1,25	50
	1,20	
120	1,15	45
115	1,10	
	1,05	40
110	1,00	
	0,95	35
105	0,90	
cm 100	0,86 m^2	kg 30

Literatur

Abel MF, Sutherland DH, Wenger DR, Mubarak SJ. Evaluation of CT scans and 3-D re-formatted images for quantitative assessment of the hip. J Pediat Orthop. 1994;14:48-53.

Acheson RM. The Oxford method of assessing skeletal maturity. Clin Orthop. 1957;10:19-39.

Adams FH, Linde LM, Miyake H. The physical working capacity of normal school children. Pediatrics. 1961;28:55-64.

Allard P, Sirois JP, Thiry PS, Geoffrey G, Duhaime M. Roentgenographic study of cavus foot deformity in Friedreich ataxia patients: preliminary report. Le Journal Canadien des Sciences Neurologiques. 1982;9:113-7.

Anda S, Terjesen T, Kvistad KA, Svenningsen S. Acetabular angles and femoral anteversion in dysplastic hips in adults: CT investigation. J Comput Assist Tomogr. 1991;15:115-20.

Anda S, Terjesen T, Sundalsfoll S, Tangerud A. Femoral anteversion measured by ultrasonography and radiography. Acta radiol. 1988;29:695-9.

Anderson M, Green WT, Messner MB. Growth and predictions of growth in the lower extremities. J Bone Jt Surg. 1963;A-45:1-14.

Anderson M, Hwang S-C, Green WT. Growth of the normal trunk in boys and girls during the second decade of life. J Bone Jt Surg. 1965;A-47:1554-65.

Anderson MS, Messner MB, Green WT. Distribution of lengths of the normal femur and tibia in children from 1 to 18 years of age. J Bone Jt Surg. 1964;A-46:1197-202.

Bailey DK. The normal cervical spine in infants and children. Radiology. 1952;59:712-9.

Bailey DA, Malina RM, Rasmussen RL. The influence of exercise, physical activity and athletic performance on the dynamics of human growth. In: Falkner F, Tanner JM, eds. Human Growth. Vol. II: Postnatal growth. New York: Plenum; 1978:475-501.

Bailey DK, Pinneau S. Tables for predicting adult height from skeletal age. J Pediat. 1952;40:426-41.

Behrenta RG, Harris EF. Normal length changes in hand bones during adulthood: exploratory study of ray two. Ann Hum Biol. 1987;14:277-83.

Bernstein IL, Fragge RG, Gueron M, Kreindler L, Ghory JE. Pulmonary function in children. I. Determination of norms. J Allergy. 1959;30:514-40.

Biondi J, Weiner DS, Bethem D, Reed VF. Correlation of risser sign and bone age determination in adolescent idiopathic scoliosis. J Pediat Orthop. 1985;5:697-701.

Blais MM, Green WT, Anderson M. Lengths of the growing foot. J Bone Jt Surg. 1956;A-38:998-1000.

Boltshauser E, Hoare RD. Radiographic measurement of the spinal cord in childhood. Neuroradiology. 1976;10:235-7.

Bonnard GD. Cortical thickness and diaphysial diameter of the metacarpal bones from the age of three months to eleven years. Helv paediat Acta. 1968;23:445-63.

Bowen JR, Torres RR, Forlin E. Partial epiphysiodesis to address genu varum or genu valgum. J Pediat Orthop. 1992;12:359-64.

Brämswig JH, Fasse M, Holthoff M-L, von Lengerke HJ, von Petrykowski W. Adult height in boys and girls with untreated short stature and constitutional delay of growth and puberty: accuracy of five different methods of height prediction. J Pediatr. 1990;117:886-91.

Brandner ME. Normal values of the vertebral body and vertebral disk index during growth. Amer J Roentgenol. 1970;110:618-27.

Brodeur AE, Silberstein MJ, Graviss ER. Radiology of the Pediatric Elbow. Boston/MA: G.K. Hall Medical Publ.; 1981.

Broughton NS, Brougham DI, Cole WG, Menelaus MB. Reliability of radiological measurements in the assessment of the child's hip. J Bone Jt Surg. 1989;B-71:6-8.

Brueckl R, Hepp WR, Toennis D. Eine Abgrenzung normaler und dysplastischer jugendlicher Hüftgelenke durch den Hüftwert. Arch Orthop Unfall-Chir. 1972;74:13-32.

Burmeister W. Human body composition as related to surface area. Europ J Pediat. 1980;135:147-51.

Burnett CN, Johnson EW. Development of gait in childhood part I. Develop Med Child Neurol. 1971;13:196-206.

Burnett CN, Johnson EW. Development of gait in childhood, part II. Develop Med Child Neurol. 971;13:207-15.

Busse J, Gasteiger W, Toennis D. Eine neue Methode zur röntgenologischen Beurteilung eines Hüftgelenkes - der Hüftwert. Arch Orthop Traum Surg. 1972;72:1-9.

Caffey J, Ames R, Silverman WA, Ryder CT, Hough G. Contradiction of the congenital dysplasia-predislocation hypothesis of congenital dislocation of the hip through a study of the normal variation in acetabular angels at successive periods in infancy. Pediatrics. 1955;17:632-41.

Caffey J, Silverman FN, Baker DH, et al. Normal vertebral column. In: Caffe, ed. J. Pediatric X-Ray Diagnosis, 7th ed. Chicago: Year Book Medical; 1978:1587-94.

Cahuzac JP, Vardon D, Sales de Gauzy J. Development of the clinical tibiofemoral angle in normal adolescents. A study of 427 normal subjects from 10 to 16 years of age. J Bone Jt Surg. 1995;B-77:729-32.

Carron AV, Beiley DA. A longitudinal examination of speed reaction and speed movement in young boys 7 to 13 years. Hum Biol. 1973;45:663-81.

Cattell HS, Filtzer DL. Pseudosubluxation and other normal variations in the cervical spine in children. J Bone Jt Surg. 1965;A-47:1295-309.

Chung SMK. Hip disorders in infants and children. Philadelphia: Lea & Febiger; 1981.

Chung SMK, Battermann SC, Brighton CT. Shear strength of the human femoral capital epiphyseal plate. J Bone Jt Surg. 1976;A-58:94-103.

Ciba-Geigy AG. Wissenschaftliche Tabellen, 8. Aufl. Basel: Ciba-Geigy AG; 1980.

Cohn SH, Ellis KJ, Zanzi I, Letteri JM, Alois J. Correlation of radial bone mineral content with total body calcium in various metabolic disorders. Proc Int Conf Bone Mineral Messure., DHEW Publ. (NIH) 1973;75-683:39-50.

Cole AJL, Webb L, Cole TJ. Bone age estimation: a comparison of methods. Br J Radiol. 1988;61:728-686.

Crane L. Femoral torsion and its relation to toeing-in and toeing-out. J Bone Jt Surg. 1985;41:421-8.

Davies J, Parker DF, Rutherford OM, Jones DA. Changes in strength and cross-sectional area of elbow flexors as a result of isometric strength training. Eur J Appl Physiol. 1988;57:667-70.

Debrunner HU. Das Kyphometer. Z Orthop. 1972;110:389-92.

Debrunner HU. Orthopädisches Diagnostik, 3. Aufl. Stuttgart: Thieme; 1978. 5. Aufl.: 1987.

DeSmet L, Vercammen A. Grip strength in children. J Pediat Orthop. 2000;B-10:352-4.

Digby KH. The measurement of diaphysial growth in proximal and distal directions. J Anat Physiol. 1916;50:187-8.

DuBois D, DuBois EFA. A formula to estimate the approximate surface area if height and weight are known. Arch Intern Med. 1916;17:863-71.

Duffry CM, Taylor NF, Coleman L, Graham HK, Nattrass GR. Magnetic resonance imaging evaluation of surgical management in developmental dysplasia of the hip in childhood. J Pediat Orthop. 2002;22:92-100.

Dunlap K, Schands AR, Hollister LC, Gaul JS, Streit HA. A new method for determination of torsion of femur. J Bone Jt Surg. 1953;A-35:289-311.

Dunn PM. Anteversion of the neck of the femur. A method of measurement. J Bone Jt Surg. 1952;B-34:181-6.

Dwight T. The size of the articular surfaces of long bones as characteristics of sex. Amer J Anat. 1905;4:19-37.

Eckert HM, Eichhorn DH. Developmental variability and reaction time. Child Develop. 1977;48:452-8.

Ellis JD, Carron AV, Beiley DA. Physical performance in boys from 10 to 16 years. Hum Biol. 1975;47:263-81.

Elsasser U, Ruegsegger P, Anliker M, Exner GU, Prader A. Loss and recovery of trabecular one in the distal radius following fracture - immobilization of the upper limb in children. Klin Wschr. 1979;57:763-7.

Engel GM, Staheli LT. The natural history of torsion and other factors influencing gait in childhood. Clin Orthop. 1974;99:12-7.

Engelhardt P. Das Risiko der sekundären Koxarthrose nach Hüftluxation, Morbus Perthes und Epiphysiolysis capitis femoris. Stuttgart: Thieme; 1988.

Exner GU. Growth and pubertal development in slipped capital femoral epiphysis: a longitudinal study. J Pediat Orthop. 1986;6:403-9.

Exner GU. Entwicklung der Femurkopfossifikation bei der Hüftgelenksdysplasie und Hüftgelenksluxation. Z Orthop. 1987a;125:657-63.

Exner GU. Knick-Platt-Fuß bei Morbus Friedreich und Morbus Charcot-Marie-Tooth-Hoffmann. Z Orthop. 1987b;125:298-301.

Exner GU. Ultrasound screening for hip dysplasia in neonates. J Pediat Orthop. 1988;8:656-60.

Exner GU, Frey E. Hüftdysplasie im Säuglingsalter, Kernspintomographie und Computertomographie. Orthopäde. 1997;26:59-66.

Exner GU, Goldmann A, Meyer CH. Achsenfehlstellungen im Handgelenk- und Sprunggelenkbereich bei multiplen kartilaginären Exostosen. In: Debrunner AM Hrsg. Langzeitresultate in der Orthopädie. Stuttgart: Enke; 1990:360-3.

Exner GU, Kaufmann L, Schreiber A. Beziehungen zwischen der Entwicklung der Beckenkammapophysen („Rissersches Zeichen") und der Handskelettentwicklung bei Mädchen mit Skoliose. Z Orthop. 1985;123:910-2.

Exner GU, Prader A, Elsasser U, Anliker M. Effects of high dose oestrogen and testosterone treatment in adolescents upon trabecular and compact bone measured by [123]-I-computed tomography. Acta endocrinol. 1980;94:126-31.

Exner GU, Prader A, Elsasser U, Anliker M. Idiopathic osteoporosis in a three year old girl. Follow-up over a period of 6 years by computed tomography bone densitometry (CT). Helv Paediat Acta. 1984;39:517-28.

Exner GU, Prader A, Elsasser U, Ruegsegger P, Anliker M. Bone densitometry using computed tomography: Selective determination of trabecular bone density and other bone mineral parameters. Normal values in children and adults. Br J Radiol. 1979;52:14-23.

Exner GU, Prader A, Elsasser U, Ruegsegger P, Anliker M, Steendijk R. Hypohosphatemic vitamin D resistant rickets (phosphate diabetes): bone mineral problems studied by ^{125}I-computed tomography and microradiography. Helv paediat Acta. 1980;35:39-49.

Exner GU, Sacher M, Schmerling DH, Prader A. Growth retardation and bone mineral status in children with coeliac disease recognized after the age of 3 years. Helv paediat Acta. 1978;33:497-507.

Exner GU, Schreiber A. Wachstumsretardierung und Aufholwachstum bei Morbus Perthes. Z Orthop. 1986;124:192-5.

Exner GU, Schreiber A. Sonographie der Hüftgelenkkapsel und des Hüftgelenkergusses. In: Stuhler F, Feige A. Ultraschalldiagnostik des Bewegungsapparats. Berlin: Springer; 1987.

Eyring EJ, Bjornson DR, Peterson CA. Early diagnostic and prognostic signs in Legg-Perthes disease. Amer J Roentgenol. 1965;93:382-7.

Fabry G, Macewen GD, Schands AR. Torsion of the femur. J Bone Jt Surg. 1973;A-55:1726-38.

Falkner F, Tanner JM. Human Growth. Vol. I: Principles and prenatal growth. New York: Plenum; 1978.

Falkner F, Tanner JM. Human Growth. Vol. II: Postnatal growth. New York: Plenum; 1978.

Falkner F, Tanner JM. Human Growth. Vol. III: Neurobiology and nutrition. New York: Plenum; 1978.

Frankenburg WK, Dodds JB. The Denver developmental screening test. J Pediat. 1967;71:181-91.

Frankenburg WK, Fandal AW, Sciarillo W, Burgess D. The newly abbreviated and revised Denver developmental screening test. J Pediat. 1981;99:995-9.

Frankenburg WK, Thornton SM, Cohrs ME. Entwicklungsdiagnostik bei Kindern. Stuttgart: Thieme; 1986.

Fredensborg N. The CE angle of normal hips. Acta Orthop Scand. 1976;47:403-5.

Freedmann DS, Khan LK, Dietz WH, Srinivasan SR, Berenson GS. Relationship of childhood obesity to coronary heart disease risk factors in adulthood: The Bogalusa Heart Study. Pediatrics. 2001; 108:712-8.

Gardner MJ, Altmann DG. Confidence intervals rather than P values: estimation rather than hypothesis testing. Br Med J. 1986;292:746-50.

Garn SM. The earlier gain and the later loss of cortical bone. Springfield/Ill: Thomas; 1970.

Garn SM, Hertzog KP, Poznanski AK, Nagy JM. Metacarpophalangeal length in the evaluation of skeletal malformation. Pediatr Radiol. 1972;105:375-81.

Garn SM, Poznanski AK, Nagy JM. Bone measurement in the differential diagnosis of osteopenia and osteoporosis. Radiology. 1971;100:509-18.

Gehan EA, George SL. Estimation of human body surface area from height and weight. Cancer Chemother Rep. 1970;54:225-35.

George SL, Gehan EA. Methods for measurement of body surface area. J Pediat. 1979;94:342-3.

Gill GG, Abbott LC. Practical method of predicting the growth of the femur and the tibia in the child. Arch Surg. 1942;45:286-315.

Gilsanz V, Gibbens GT, Carlson M, Boechat MI, Tolo VT. The effect of limping on vertebral bone density: a study of children with tarsal coalition. J Pediat Orthop. 1989;9:33-6.

Girdany BR, Golden R. Centers of ossification of the skeleton. Amer J Roentgenol. 1952;68:922-4.

Graf R. Sonographie der Säuglingshüfte, 2. Aufl. Z Orthop. 1986;43(Suppl).

Graf R. Sonographie Säuglingshüfte und therapeutische Konsequenzen. Ein Kompendium. Unter Mitarbeit von C. Tschauner, P. Farkas und K. Lercher. 5. überarbeitete Aufl. Stuttgart: Thieme; 2000;103.

Grant A, Mohide P. Screening and diagnostic tests in antenatal care. In: Enkin M, Chalmers I. Clinics in developmental medicine. London: Spastics Med Publ; 1982:22-59.

Greulich WW, Pyle SI. Radiographic atlas of skeletal development of the hand and wrist, 2nd ed. Stanford/Ca: Stanford University Press; 1959.

Hansmann CF. Appearance and fusion of ossification centers in the human skeleton. Amer J Roentgenol. 1962;88:476-82.

Harris EF, Aksharanugraha K, Behrents RG. Metacarpophalangeal length changes in humans during adulthood: a longitudinal study. Am J Phys Anthropol. 1992;87:263-75.

Haworth JB, Keillor GW. Use of transparencies in evaluating the width of the spinal canal in infants, children, and adults. Radiology 1962;79:109-14.

Haycock GB, Schwartz GJ, Wisotsky DH. Geometric method for measuring body surface area: A height-weight formula validated in infants, children, and adults. J Ped. 1978;93:62-6.

Heimkes B, Posel P, Plitz W, Jansson V. Forces acting on the juvenile hip joint in the one-legged stance. J Pediat Orthop. 1993;13:431-6.

Henderson RC, Lechner CT, DeMasi RA, Grenne WB. Variability in radiographic measurements of bowleg deformity in children. J Pediat Orthop. 1990;10:491-4.

Hendryson IE. An evaluation of the estimated percentage of growth from the distal epiphysial line. J Bone Jt Surg. 1945;27:208-10.

Hermanussen M, Burmeister J. Standards for the predictive accuracy of short term body height and lower leg length measurements on half annual growth rates. Arch Dis Child 1989;64:259-263.

Heymann CH, Herndon CH. Legg-Perthes disease. A method for the measurement of the roentgenographic result. J Bone Jt Surg. 1950;A-32:767-78.

Hilgenreiner H. Zur Frühdiagnose und Frühbehandlung der angeborenen Hüftgelenksverrenkung. Med Klin. 1925;21:1425-9.

Hinck VC, Clark WM, Hopkins CE. Normal interpediculate distances (minimum and maximum) in children and adults. Amer J Roentgenol. 1966;97:141-53.

Hinck VC, Hopkins CE, Clark WM. Sagittal diameter of the lumbar spinal canal in children and adults. Amer J Roentgenol. 1965;96:929-37.

Hindman BW, Pole CA. Early appearance of secondary vertebral ossification centers. Radiology 1970;95:359-61.

Hoerr NL, Pyle SI, Francis CC. Radiographic atlas of skeletal development of the foot and ankle. A standard reference. Springfield/Ill: Charles C. Thomas; 1962.

Høiseth A, Reikeras O, Føstelien E. Aspects of femoral neck anteversion. Acta Radiol. 1988;29:689-94.

Howell FR, Mahoud JK, Dickson RA. Growth beyond skeletal maturity (Abstract). J Bone Jt Surg. 1991;B-73:29.

Hubbard DD, Staheli LT, Chew DE, Mosca VS. Medial femoral torsion and osteoarthritis. J Pediat Orthop. 1988;8:540-2.

Humphrey. The angle of the neck with the shaft of the femur at different periods of life and under different circumstances. J Anat Physiol 1889;23:273.

Hunsicker P, Reiff GG,. AAHPERD Youth Fitness Test Manual. Reston/Va: AAHPERD 19. Ass; 76.

Imman VT. The joints of the ankle. Baltimore: Williams & Wilkins; 1976.

Jakob RP, Haertel M, Stuessi E. Tibial torsion calculated by computerized tomography and compared to other methods of measurement. J Bone Jt Surg. 1980;B-62:238-42.

Jentschura G. Über die praktische Anwendung der Methode Wibergs für die Beurteilung der kongenitalen Dysplasie des Hüftgelenkes beim Erwachsenen. Z Orthop. 1951;80:34-9.

Jones DA, Parker DF. Development of a portable strain gauge to measure human isometric muscle strength. J Physiol. 1989;145:11.

Jones HE. Motor performance and growth. A developmental study of static and dynamometric strength. Publications in child development. Berkeley: University of California; 1949.

Joseph B, Carver RA, Bell MJ, et al. Measurement of tibial torsion by ultrasound. J Pediat Orthop. 1987;7:317-23.

Karlberg J, Lawrence C, Albertsson-Wikland K. Prediction of final height in short, normal and tall children. Acta Paediatr Scand. 1994;406:3-10.

Karlberg P, Taranger J, Engström I, Lichtenstein, et al. The somatic development of children in a Swedish urban community. Acta paediat scand. 1976;Suppl. 258.

Keppler P, Strecker W, Kinzi L. Die CT-Bestimmung der Beinlängen und der Torsionen bei Kindern und Jugendlichen. Unfallchirurg. 1999;102:936-41.

Kern SM, Exner GU. Spontanverlauf milder Hüftdysplasien vom Kleinkindes- bis ins Erwachsenenalter. In: Debrunner AM. Langzeitresultate in der Orthopädie. Stuttgart: Enke; 1990:93-5.

Khermosh O, Lior G, Weissmann SL. Tibial torsion in children. Clin Orthop Rel Res. 1971;79:25-31.

Krishna M, Evans R, Sprigg A, Taylor JF, Theis JC. Tibial torsion measured by ultrasound in children with talipes equinovarus. J Bone Jt Surg. 1991;B-73:207-10.

Kristiansen LP, Gunderson RB, Stehen H, Reikera S. The normal development of tibial torsion. Skeletal Radiol. 2001;30:519-22.

von Laer L. Frakturen und Luxationen im Wachstumsalter. 1. Aufl. Stuttgart: Thieme; 1986 (4. Aufl. 2001).

Lang J, Wachsmuth W. Bein und Statik. Berlin: Springer; 1972.

von Lanz T, Mayet A. Die Gelenkkörper des menschlichen Hüftgelenkes in der progredienten Phase ihrer unwegigen Ausformung. Z Anat Entwickl-Gesch. 1953;117:317-45.

Largo RH, Prader A. Pubertal development in swiss boys. Helv paediat Actra. 1983;38:211-28.

Largo RH, Prader A. Pubertal development in swiss girls. Helv paediat Acta. 1983;38:229-43.

Laurenson RD. Development of the acetabular roof in the fetal hip. J Bone Jt Surg 1965;A-47:975-83.

Le Damany P. La torsion du tibia. Normale, pathologique, experimentale. J Anat. 1909;45:598-615.

Legal H, Ruder H, Thurner G, Warmbein I. Die Skelettdaten des gesunden menschlichen Hüftgelenkes. Mittelwerte, Schwankungen, Abhängigkeiten. Z Orth. 1988;126:589-95.

Lexell J, Sjöström M, Nordlund AS, Taylor CC. Growth and development of human muscle: a quantitative morphological study of whole vastus lateralis from childhood to adult age. Muscle & Nerve. 1992;15:404-9.

Little DG, Nigo L, Aiona MD. Deficiencies of current methods for timing of epiphysiodesis. J Pediat Orthop. 1996;16:173-9.

Little DG, Sussman MD. The Risser sign: a critical analysis. J Pediat Orthop. 1994;14:569-75.

Locke GR, Gardner JI, van Epps EF. Atlas-dens interval (ADI) in children. A survey based on 200 normal cervical spines. Amer J Roentgenol. 1966;97:135-40.

Lösel S, Burhess-Milliron MJ, Micheli LJ, Edington CJ. A simplified technique for determining foot progression angle in children 4 to 16 years of age. J Pediat Orthop. 1996;16:570-4.

Love SM, Ganey T, Ogden JA. Postnatal epiphyseal development: the distal tibia and fibula. J Pediat Orthop. 1990;10:298-305.

Lundberg A, Svensson OK, Nemeth G, Selvik G. The axis of rotation of the ankle joint. J Bone Jt Surg. 1989;B-71:94-9.

MacMahon EB, Carmines DV, Irani RN. Physiologic bowing in children: an analysis of the pendulum mechanism. J Pediatr Orthop. 1995;B-4:100-5.

Magone JB, Torch MA, Clark RN, Kean JR. Comparative review of surgical treatment of the idiopathic clubfoot by three different procedures at the Columbus children's hospital. J Pediat Orthop. 1989;9:49-58.

Malina RM, Hamil PVV, Lemeshov S. Body dimensions and proportions of white and negro children, six to eleven years. Washington DC: US Government Printing Office, DHEW Publ. (HRA); 1974:75-1625.

Mandal S, Bahn S. The centre-edge angle of Wiberg in the adult indian population. J Bone Jt Surg. 1996;B-78:320-1.

Maresh MM. Growth of major long bones on healthy children. A preliminary report on successive roentgenograms of the extremities from early infancy to twelve years of age. Arch Dis Child. 1943;66:227-57.

Maresh MM. Linear growth of long bones of extremities from infancy through adolescence. Continuing studies. Amer J Dis Child. 1955;89:725-42.

Markuske H. Sagittal diameter measurements of the bony cervical spinal canal in children. Pediatr Radiol. 1977;6:129-31.

Mazzess RB, Cameron JR. Growth of bone in school children: comparison of radiographic morphometry and photon absorptiometry. Growth. 1972;36:77-92.

Meszaros T, Kery L. Quantitative analysis of the growth of the hip joint. A radiological study. Acta Orthop Scand. 1980;51:275-83.

von Mikulicz J. Individuelle Formdifferenzen an Femur und Tibia des Menschen. Arch Anat Abt. 1978;1X:351-404.

Mintzer CM, Waters PM, Brown DJ. Glenoid version in children. J Pediatr Orthop. 1996;16:563-6.

Mirkopoulos N, Weiner DS, Askew M. The evolving slope of the femoral growth plate relationship to slipped capital femoral epiphysis. J Pediat Orthop. 1988;8:268-73.

Mimouni F, Tsang RC. Bone mineral content. Data analysis. J Pediat. 1988;113:178-80.

Montoye HJ, Lamphear DE. Grip and arm strength in males and females aged 10 to 69. Res Quart Amer Ass Hlth Phys Educ. 1977;48:109-20.

Morscher E, Taillard W. Beinlängenunterschiede. Basel: Karger; 1965.

Müller ME. Die hüftnahen Femurosteotomien. 2. Aufl. Stuttgart: Thieme; 1975.

Muenzenberg KJ. Statistische Untersuchungen zur Tiefe der Hüftgelenkspfanne. Z Orthop. 1965;99:218-22.

Mumenthaler M, Schliack H. Läsionen peripherer Nerven. 5. Aufl. Suttgart: Thieme; 1987; (8. Aufl. 2003).

Norlin R, Odenrick P, Sandlund B. Development of gait in the normal child. J Pediat Orthop. 1981;1:261-6.

Oberklaid F, Priot M, Sanson A, Sewell J, Kyrios M. Assessment of temperament in the toddler age group. Pediatrics. 1990;85:559-66.

Ogden JA. Entwicklung und Wachstum der Hüfte. In: Katz JF, Siffert RS. Hüfterkrankungen im Kindesalter. Stuttgart: Fischer; 1988;31-46.

Ozonoff MB. Pediatric Orthopedic Radiology. Philadelphia: WB Saunders; 1992:779-80.

Parker DF, Round JM, Sacco P, Jones DA. A cross-sectional survey of upper and lower limb strength in boys and girls during childhood and adolescence. Ann Hum Biol. 1990;17:199-211.

Pauwels F. Biomechanics of the locomotor apparatus. Berlin: Springer; 1980.

Petrinovich L, Widaman KF. An evaluation of statistical strategies to analyze repeated-measures data. In: Peeke HVS, Petrinovich LF, eds. Habituation, Sensitization, and Behaviour. London: Academic Press; 1984.

Pettersson H, Theander G. Ossification of femoral head in infancy. Acta Radiol Diagn. 1979;20:170-9.

Pfeil J, Grill F, Graf R. Extremitätenverlängerung, Deformitätenkorrektur, Pseudarthrosenbehandlung. Berlin: Springer, 1996.

Poznanski AK, Garn SM, Holt JF. The thumb in the congenital malformation syndrome. Radiology. 1971;100:115-29.

Poznanski AK, Hernandez RJ, Guire KE, Bereza JL, Garn SM. Carpal length in children - a useful measurement in the diagnosis of rheumatoid arthritis and some congenital malformation syndromes. Radiology. 1978;129:661-8.

Prader A. Growth and development. In: Labhart A, es. Clinical Endocrinology, 2nd ed. Berlin: Springer; 1986:1013-59.

Prader A, Budliger H. Körpermaße, Wachstumsgeschwindigkeit und Knochenalter gesunder Kinder in den ersten zwölf Lebensjahren. Helv paediat Acta. 1977: Suppl. 37.

Prader A, Largo RH, Molinari L. Issler C. Physical growth of Swiss children from birth to 20 years of age. First longitudinal study of growth and development. Helv paediat Acta. 1989; Suppl. 52.

Pritchett JW. Growth and predictions of growth in the upper extremity. J Bone Jt Surg. 1988;A-70:520-5.

Pritchett JW. Growth plate activity in the upper extremity. Clin Orthop Rel Res. 1991;268:236-42.

Pritchett JW. Growth and development of the distal radius and ulna. J Pediat Orthop. 1996;16:575-7.

Pritchett JW, Perdue KD. Mechanical factors in slipped capital femoral epiphysis. J Pediat Orthop. 1988;8:385-8.

Propst-Proctor SL, Bleck EE. Radiographic determination of lordosis and kyphosis in normal and scoliotic children. J Pediat Orthop. 1983;3:344-6.

Pyle SI, Hoerr NL. A radiographic standard of reference for the growing knee. Springfield/Ill: CC Thomas; 1969.

Ranke MB. Endokrine Wachstumsregulation im Kindesalter. In: Gupta D. Endokrinologie der Kindheit und Adoleszenz. Stuttgart: Thieme; 1986:465-80.

Rippstein J. Zur Bestimmung der Antetorsion des Schenkelhalses mittels zweier Röntgenaufnahmen. Z Orthop. 1955;86:345-60.

Risser JC. The iliac apophysis: an invaluable sign in the management of scoliosis. Clin Orthop. 1958;11:111-9.

Rivera LM, Snider GL. Ventilatory studies in preschool children. I. Peak expiratory flow rate in normal and abnormal preschool children. Pediatrics. 1962;30:117-24.

Roaf R. Vertebral growth and its mechanical control. J Bone Jt Surg. 1960;B-42:40-59.

Robinow M, Johnston M, Anderson M. Feet of normal children. J Pediat. 1943;23:141-9.

Robinson MD, Northrup B, Sabo R. Cervical spinal canal plasticity in children as determined by the vertebral body ratio technique. Spine. 1990;15:1003-5.

Roche AF, Wainer H, Thissen D. Predicting adult stature for individuals. In: Falkner F, Kretchmer N, Rossi E. Monographs in paediatrics. Vol. III. Basel: Karger; 1975a.

Roche AF, Wainer H, Thissen D. Skeletal maturity. The knee joint as a biological indicator. New York: Plenum Medical Book Company; 1975b.

Rodahl K, Astrand PO, Birkhead NC, et al. Physical work capactiy. A study of children and young adults in the United States. Arch Environ Hlth. 1961;2:23-34.

Rose J, Gamble JG, Burgos A, Madeiros J, Haskell WL. Energy expenditure index of walking for normal children and for children with cerebral palsy. Dev Med Child Neurol. 1990;32:333-40.

Rose J, Gamble JG, Lee J, Lee R, Haskell WL. The energy expenditure index: a method to quantitate and compare walking energy expenditure for children and adolescents. J Pediat Orthop. 1991;11:571-8.

Ryder CT, Crane LL. Measuring femoral anteversion. J Bone Jt Surg. 1953;A-35:324-8.

Salenius P, Vankka E. The development of the tibiofemoral angle in children. J Bone Jt Surg. 1975;A-57:259-61.

Schiller MD, Axer A. Legg-Calve-Perthes syndrome (L.C.P.S.): a critical analysis of roentgenographic measurements. Clin Orthop. 1972;86:34-42.

Schuler P. Die Ultraschalluntersuchung der Säuglingshüfte. Med-orthop Techn. 1988;108:36-42.

Schwarz GS. The width of the spinal canal in the growing vertebra with special reference to the sacrum. Amer J Roentgenol. 1956;76:476-81.

Scoles PV, Boyd A, Jones PK. Roentgenographic parameters of the normal infant hip. J Pediat Orthop. 1987;7:656-63.

Scoles PV, Salvagno R, Willalba K, Riew D. Relationship of iliac crest maturation to skeletal and chronologic age. J Pediat Orthop. 1988;8:639-44.

Seil R, Rupp S, Kohn D. Die Beurteilung der Patellahöhe. In: Wirth CJ, Rudert M, eds. Das patellofemorale Schmerzsyndrom. Darmstadt: Steinkopff; 2000:66-77.

Severien E. Spätresultate unblutiger Behandlung von Luxatio coxae congenita. Z Orthop. 1943;74:52-75.

Shands AR, Steele MK. Torsion of the femur. A follow-up report on the use of the Dunlap method for its determination. J Bone Jt Surg. 1958;A-40:803-16.

Shephard RJ, Allen C, Barrow O, et al. Working capacity of Toronto school children. Canad Med Ass J. 1969;100:705-14.

Shinohara Y, Kamegaya M, Kuniyoshi K, Moriya H. Natural history of tibia vara. J Bone Jt Surg. 2002;B-84:263-8.

Simeonsson RI, Cooper DH, Scheiner AP. A review and analysis of early intervention programs. Pediatrics. 1981;67:38-41.

Simons GW. Analytical radiography of club feet. J Bone Jt Surg. 1977;B-59:485-9.

Simons GW. A standardized method for the radiographic evaluation of clubfeet. Clin Orthop. 1978;135:107-18.

Smith WS, Badgley CE, Orwig JB, Harper JM. Correlation of postreduction roentgenograms and thirty-one-year follow-up in congenital dislocation of the hip. J Bone Jt Surg. 1968;A-50:1081-98.

Snyder R, Schneider LW, Owings CL, Reynolds HM, Golombg H, Schork MA. Anthropometry of infants and children and youths to age 18, for product safety design. Warrendale/Pa: Highway Safety Research Institute, University of Michigan; Society for Automotive Engineers; 1977.

Sontag LW, Snell D, Anderson M. Rate of appearance of ossification centers from birth to the age of five years. Amer J Dis Child. 1939;58:949-56.

Staheli LT, Corbett M, Wyss C, King H. Lower-extremity rotational problems in childhood. Normal values to guide management. J Bone Jt Surg. 1985;A-67:39-47.

Statham L, Murray MP. Early walking patterns of normal children. J Clin Orthop. 1971;79:8-24.

Steel MW, Johnson KA, Dewitz MA, Ilstrup DM. Radiographic measurements of the normal adult foot. Foot and Ankle. 1980;1:151-8.

Steichen JJ, Kaplan B, Edwards N, Tsang RD. Conference on bone mineral measurement. Amer J Roentgenol. 1976;126:1284-5.

Steichen JJ, Steichen-Asch PA, Tsang RC. Bone mineral content measurement in small infants by single photon absorptiometry; current methodological issues. J Pediat. 1988;113:181-7.

Stewart CA. The vital capacity of the lungs of children in health and disease. Amer J Dis Child. 1922;24:451-96.

Stewart RJ, Patterson CC, Mollan RAB. Ossification of the normal femoral capital epiphysis. J Bone Jt Surg. 1986;B-68:653.

Strickland AL, Shearin RB. Diurnal height variation in children. J Pediat. 1972;80:1023-5.

Sutherland DH, Olshen R, Cooper L, Woo SLY. The development of mature gait. J Bone Jt Surg. 1980;A-62:336-53.

Swischuk LE. Anterior displacement of C2 in children: physiologic or pathologic? Pediatr Radiol. 1977;122:759-63.

Tanner JM. Wachstum und Reifung der Kinder. In: Gupta D. Endokrinologie der Kindheit und Adoleszenz. Stuttgart: Thieme; 1986:421-64.

Tanner JM, Landt KW, Cameron M, Carter BS, Patel J. Prediction of adult height from height and bone age in childhood. A new system of equations (TW mark II) based on a sample including very tall and very short children. Arch Dis Childh. 1983;58:767-76.

Tanner JM, Whitehouse RH, Marshall WA, Healy MJR, Goldstein H. Assessment of skeletal maturity and prediction of adult height (TW2 method). London: Academic Press; 1975.

Tegnander A, Terjesen T. Ultrasound measurements in hips of children above 2 years of age. Acta Orthop Scand. 1995;66(3):229-33.

Templeton AW, McAlister WH, Zim ID. Standardization of terminology and evaluation of osseous relationships in congenitally abnormal feet. Amer J Roentgenol. 1965;93:374-81.

Thiemann HH, Nitz I. Röntgenatlas der normalen Hand im Kindesalter. Stuttgart: Thieme; 1991.

Thomas KA, Cook SD, Bennett JT, Whitecloud TS, Rice JC. Femoral neck and lumbar spine bone mineral densities in a normal population 3 to 20 years of age. J Pediat Orthop. 1991;11:48-58.

Todd FN, Lamoreux LW, Skinner SR, et al. Variations in the gait of normal children. A graph applicable to the documentation of abnormalitieis. J Bone Jt Surg. 1989;A-71:196-204.

Toennis D. Die angeborene Hüftdysplasie und Hüftluxation im Kindes- und Erwachsenenalter. Berlin: Springer; 1984.

Toennis D, Brunken D. Eine Abgrenzung normaler und pathologischer Hüftpfannen-winkel zur Diagnose der Hüftdysplasie. Arch Orthop Unfall-Chir. 1968;64:197-228.

Trotter M, Hixon BB. Sequential changes in weight, density and percentage ash weight of human skeletons from early fetal period through old age. Anat Rec. 1976;179:1-18.

Tschauner C, Klapsch W, Graf R. Reifungskurve des sonographischen Alpah-Winkels nach Graf unbehandelter Hüftgelenke im ersten Lebensjahr. Z Or-thop. 1994;132:502-4.

Vignolo M, Milani S, DiBattista E. Modified Greulich-Pyle, Tanner-Whitehouse, and Roche-Wainer-Thissen (knee) methods for skeletal age assessment in a group of Italian children and adolescents. 1990;149:314-7.

Vyhmeister NR, Linkhart TA, Hay S. Measurement of bone mineral content in the term and preterm infant Amer J Dis Child. 1987;141:506-10.

Walker JM, Goldsmith C. Morphometric study of the fetal development of the human hip joint: significance for congenital hip disease. Yale J Biol Med. 1982;55:411-37.

Walker JM. Comparison of normal and abnormal human fetal hip joints: a quantita-tive study with significance to congenital hip disease. J Pediat Orthop. 1983;3:173-83.

Walker P, Harris I, Leicester A. Patellar tendon-to-patella ratio in children. I Pediat Or-thop. 1998; 18:129-31.

Wang JC, Nuccion SL, Feighan JE, Cohen B, Dorey FJ, Scoles PV. Growth and develop-ment of the pediatric cervical spine documented radiographically. J Bone Jt Surg. 2001;A-83:1212-8.

Watanabe RS. Embryology of the human hip. Clin Orthop. 1974;98:8-26.

Weiner DS, Cook AJ, Hoyt WA, Oravec CE. Computed tomography in the measurement of femoral anteversion. Orthopedics. 1978;1:299-306.

Weiner LS, Kelley MA, Ulin RI, Wallach D. Development of the acetabulum and hip: computed tomography analysis of the axial plane. J Pediat Orthop. 1993;13:421-5.

Whitaker RC, Pepe MS, Wright JA, Seidel KD, Dietz WH. Early Adiposity Rebound and the Risk of Adult Obesity. Pediatrics. 1998; 101:5-11.

Wiberg G. Studies on dysplastic acetabula and congenital subluxation of the hip joint. Acta Chir Scand. 1939;83(Suppl.58):1-135.

Willner S. Spinal pathograph - a non-invasive technique for describing kyphosis and lordosis in the thoraco-lumbar spine. Acta Orthop Scand. 1981;52:525-9.

Willner S, Johnson B. Thoracic kyphosis and lumbar lordosis during the growth pe-riod in children. Acta Paediat Scan. 1983;72:873-8.

Wingstrand H, Egund N. Ultrasonography in hip joint effusion. Report of a child with transient synovitis. Acta Orthop Scand. 1984;55:469-71.

Ylae-Jaeaeski J, Kuebler O, Exner U. Analyse von Volumendaten für Diagnostik und Planung operativer Eingriffe am Bewegungsapparat. Braunschweig: Proc. 9. DAGM-Tagg. Mustererkenn.; 1987:252-6.

Yngve DA. Foot-progression angle in clubfeet. J Pediat Orthop. 1990;10:467-72.

Yoshioka Y, Siu DW, Scudamore RA, Cooke TDV. Tibial anatomy and functional axes. J Orthop Res. 1989;7:132-7.

Zachmann M, Sobradillo B, Frank M, Frisch H, Prader A. Bailey-Pinneau, Roche-Way-ner-Thissen, and height predictions in normal children and patients with various pathologic conditions. J Pediat. 1978;93:749-55.

Zehnder H. Untersuchung der Lungenfunktion bei Gesunden. Ermittlung neuer Nor-men für Vitalkapazität, Pneumometerwert und Residualvolumen. Helv Med Acta. 1960;27:245-63.

Sachverzeichnis